パッと引ける!医療現場で役立つ英会話

医療法人徳洲会 湘南鎌倉総合病院＝監修

日本医療通訳アカデミー講師

飯田恵子／ジュリア・クネゼヴィッチ＝著

ナツメ社

はじめに

ある日突然皆さんの働くクリニックや病院に外国人の患者さんが来院されたら、皆さんはどう対応しますか？ いつも親切かつ丁寧に患者さんの対応をしている皆さんも、英語が話せないから……と、つい尻込みしてしまうのではないでしょうか？ 日本のサービスは世界でも認められる質の高いものだといわれています。言葉が通じないがために、この素晴らしいサービス力を発揮できないのは残念なことだと思います。

本書は、英語が苦手な看護師さんをメインとした医療従事者が、身振り手振りを交えながらも、何とか自分達でコミュニケーションをはかり、少しでも安心して外国人患者さんに医療サービスを提供できるようにという視点で作りました。会話事例を始めとしたフレーズは、英語が流暢な人からすれば、ややぶっきらぼうな印象もあるかと思いますが、英語初心者でも何とかいえるような、シンプルで伝わりやすい表現になるように執筆しています。

また、英語の発音はイギリス英語・アメリカ英語の違いだけでなく、外国人患者さんのバックグラウンドによって大きく異なります。そのため、本書はあえて会話文やフレーズには発音を記載していません。QR コードから音声を聞き取ってみて、聞こえたまま喋ってみる練習をしましょう。意外と通じるものです。

単語の使い方、文法、表現法など、語学は奥が深く学ぶべきことはたくさんありますが、この本はすぐに使えるフレーズを中心としているため、覚えたフレーズをそのまま使うことで、コミュニケーションの第一歩が踏み出せるのではないかと思います。

病気やケガで病院を受診するのは、ただでさえ不安なもの。言葉の通じない異国の地での受診にはさらに大きな心理的負担があるでしょう。そんな外国人患者さんの気持ちに寄り添い、相手の文化や価値観を理解しようとする姿勢があれば、たどたどしい英語でも、精一杯の対応をしようとする気持ちが相手に伝わり、最高のサービスになるのではないかと思います。

本書が皆さんと外国人患者さんを繋ぐ架け橋となることを心より願っています。

日本医療通訳アカデミー講師
飯田 恵子 / ジュリア・クネゼヴィッチ

本書の使い方

▶ Chapter 1～4

最初の4つのチャプターでは、基本の受付から入院生活のサポート、各種検査の対応、トラブルへの対処といった幅広い内容の会話事例をカバーして紹介しています。

Situation

会話が行われているシーンや設定を見出しで紹介しています。会話によっては、CASE 1・CASE 2と複数パターン掲載していることも。

QR コード

QR コードを読み取れば、いつでも・どこでも、会話の内容や使いやすいフレーズの音声を聞くことができます。繰り返し聞いてみましょう。

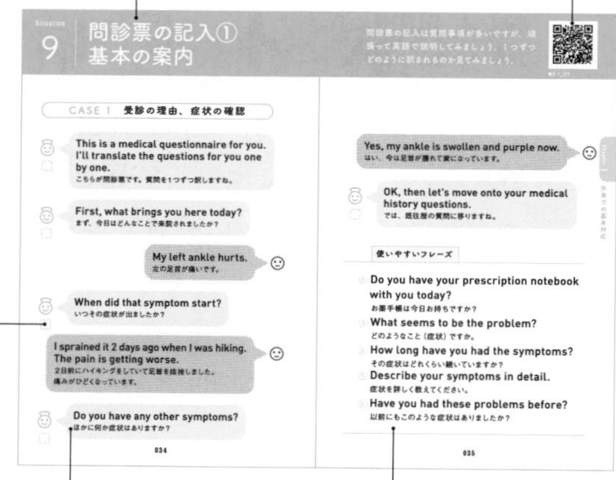

Situation 9 問診票の記入①
基本の案内

問診票の記入は質問事項が多いですが、頑張って英語で説明してみましょう。1つずつどのように訳されるのか見てみましょう。

CASE 1 受診の理由、症状の確認

This is a medical questionnaire for you. I'll translate the questions for you one by one.
こちらが問診票です。質問を1つずつ訳しますね。

First, what brings you here today?
まず、今日はどんなことで来院されましたか？

My left ankle hurts.
左の足首が痛いです。

When did that symptom start?
いつその症状が出ましたか？

I sprained it 2 days ago when I was hiking. The pain is getting worse.
2日前にハイキングをしていて足首を捻挫しました。痛みがひどくなっています。

Do you have any other symptoms?
ほかに何か症状はありますか？

034

Yes, my ankle is swollen and purple now.
はい、今は足首が腫れて紫になっています。

OK, then let's move onto your medical history questions.
では、既往歴の質問に移りますね。

使いやすいフレーズ

Do you have your prescription notebook with you today?
お薬手帳は今日お持ちですか？

What seems to be the problem?
どのようなこと（症状）ですか。

How long have you had the symptoms?
その症状はどれくらい続いていますか？

Describe your symptoms in detail.
症状を詳しく教えてください。

Have you had these problems before?
以前にもこのような症状はありましたか？

035

チェックボックス

上手に聞き取れた会話や、うまく使えたフレーズにはチェックを入れて、自分の英語力を見える化していきましょう。

会話事例

医療従事者のセリフ

患者さんのセリフ

さまざまなシチュエーションに応じた会話を掲載しています。自分が使えそうな内容のものから学んでいきましょう。

使いやすいフレーズ・Column

同じシーンで使える、または覚えておきたいそのほかのフレーズを掲載しています。外国人患者さんへの対応について解説したColumnもあります。

▶ Chapter 5

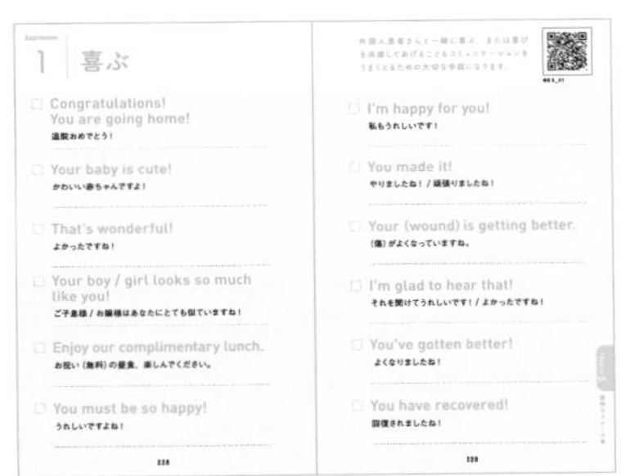

1 喜ぶ

- Congratulations! You are going home!
  退院おめでとう！
- Your baby is cute!
  かわいい赤ちゃんですよ！
- That's wonderful!
  よかったですね！
- Your boy / girl looks so much like you!
  ご子息様 / お嬢様はあなたにとても似ていますね！
- Enjoy our complimentary lunch.
  お祝い（無料）の昼食、楽しんでください。
- You must be so happy!
  うれしいですよね！

228

- I'm happy for you!
  私もうれしいです！
- You made it!
  やりましたね！ / 頑張りましたね！
- Your (wound) is getting better.
  （傷）がよくなっていますね。
- I'm glad to hear that!
  それを聞けてうれしいです！ / よかったですね！
- You've gotten better!
  よくなりましたね！
- You have recovered!
  回復されましたね！

229

感情や場面ごとに特に覚えておきたいフレーズのみを抜粋して音声付きで掲載しています。なお、フレーズ内の英単語が / で区切られている場合、後半の音声はありません。

▶ 巻末付録

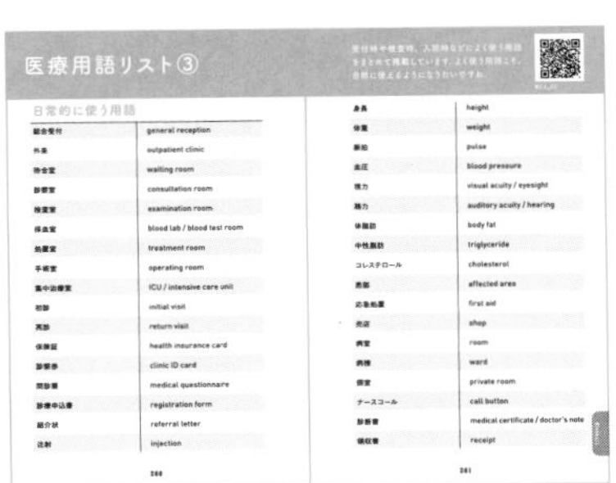

医療用語リスト③

日常的に使う用語

総合受付	general reception
外来	outpatient clinic
待合室	waiting room
診察室	consultation room
検査室	examination room
採血室	blood lab / blood test room
処置室	treatment room
手術室	operating room
集中治療室	ICU / intensive care unit
初診	initial visit
再診	return visit
保険証	health insurance card
診察券	clinic ID card
問診票	medical questionnaire
診療申込書	registration form
紹介状	referral letter
注射	injection

260

身長	height
体重	weight
脈拍	pulse
血圧	blood pressure
視力	visual acuity / eyesight
聴力	auditory acuity / hearing
体脂肪	body fat
中性脂肪	triglyceride
コレステロール	cholesterol
患部	affected area
応急処置	first aid
売店	shop
病室	room
病棟	ward
個室	private room
ナースコール	call button
診断書	medical certificate / doctor's note
領収書	receipt

261

体の各部位の名称や症状・ケガにまつわる表現方法、病名、薬の名称などをまとめて音声付きで掲載しています。会話事例を参考に、該当する用語を入れ替えて使ってみてください。

※本書を通じて、（　）で括られている英単語は、巻末付録にある単語などに入れ替えても成立するフレーズになります。

※本書では、please を省いた会話もありますが、患者さんに何かお願いをする時は、please をつける方が丁寧です。

はじめに … 2

本書の使い方 … 4

Chapter 1 外来での基本対応

基本の挨拶 … 18

初診受付での確認 … 20

検温と消毒 … 22

保険診療 … 24

自費診療 … 26

電話対応① 基本の受付 … 28

電話対応② 聞き返す … 30

診療申込書の記入 … 32

問診票の記入① 基本の案内 … 34

問診票の記入② 既往歴等の確認 … 36

受付での対応① 辛そうな患者 … 38

受付での対応② 出血している … 40

受付での対応③ 感染症の疑いがある … 42

よくある症状① 痛みがある … 44

よくある症状② 発熱がある … 46

よくある症状③ 腹部症状がある … 48

よくある症状④ 乳児に多い症状 … 50

よくある症状⑤ 妊娠中の出血 … 52

よくある症状⑥ うつ傾向がある … 54

よくある症状⑦ 目のトラブル … 56

よくある症状⑧ 呼吸器のトラブル … 58

よくある症状⑨ 皮膚のトラブル … 60

待合室などへの案内 … 62

診察時間等の案内 … 64

英語が話せる人に対応を替わる … 66

会計時の対応 … 68

次回の予約をする … 70

薬局や処方箋の説明 … 72

薬の飲み方を説明 … 74

| Column 1 | プライバシーへの配慮はより慎重に … 76

Chapter 2 入院生活時の対応

入院手続き① 事務書類の案内 … 78

入院手続き② 緊急連絡先の確認 … 80

自己負担の案内 … 82

入院準備 … 84

アナムネ聴取 … 86

入院生活の案内 … 88

面会の案内 … 90

食事内容を確認 … 92

トイレ・浴室の案内 … 94

ベッド周囲設備の説明 … 96

院内設備を案内 … 98

検温ラウンド① 検温・吸引 … 100

検温ラウンド② 排泄・睡眠 … 102

検温ラウンド③ 疼痛・痛みの対処 … 104

ナースコール対応 … 106

ベッド上の排泄支援 … 108

車椅子の移乗支援 … 110

着替えの介助 … 112

患者の要望に対応① 部屋移動 … 114

患者の要望に対応② 外泊願い … 116

退院の説明 … 118

タクシーを手配 … 120

| Column 2 | 誤解と混乱を招く!? YESとNO … 122

Chapter 3 検査・手術・処置の対応

健康診断の受付 … 124

健康診断の流れ … 126

身体測定 … 128

視力検査 … 130

聴力検査 … 132

血液検査 … 134

尿検査 … 136

X線検査 … 138

心電図検査① 基本の心電図 … 140

心電図検査② ホルター心電図 … 142

心電図検査③ 負荷心電図 … 144

超音波検査 … 146

MRI検査 … 148

内視鏡検査① 胃カメラ … 150

内視鏡検査② 大腸カメラ … 152

眼底検査 … 154

鼻腔粘膜検査 … 156

婦人科検査 … 158

呼吸機能検査 … 160

予防接種の案内 … 162

ギプスをしている患者 … 164
外来時の傷のケア … 166
入院中の傷のケア … 168
血糖測定 … 170
インシュリン注射 … 172
禁煙指導 … 174
栄養指導 … 176
産科の体重管理 … 178
感染症対策 … 180
熱中症対策 … 182
エコノミー症候群予防 … 184
術前術後の流れ … 186
術前準備 … 188
硬膜外麻酔の説明 … 190
全身麻酔の説明 … 192
手術の説明 … 194

| Column 3 | 外国人患者は医療慣れしていない!? … 196

Chapter 4 トラブル・緊急時の対応

要望をお断りする … 198

診察をお断りする … 200

支払いが困難① 現金が足りない … 202

支払いが困難② 保険未加入 … 204

治療の拒否 … 206

指示を守らない … 208

患者が倒れた … 210

急変時の家族対応 … 212

突然の入院 … 214

緊急手術の対応 … 216

迷惑行為を止める … 218

規律を守らない … 220

謝罪する … 222

火葬を拒否 … 224

| Column 4 | 同じ意味でも使う英語が異なる!? … 226

Chapter 5 便利なフレーズ集

喜ぶ … 228

褒める・励ます … 230

悲しむ・お悔やみ … 232

世間話をする … 234

補助・手助けをする … 236

注意する … 238

手術前後の声かけ … 240

体を動かす指示 … 242

リハビリ時に使える① … 244

リハビリ時に使える② … 246

痛み・苦しみを和らげる … 248

災害時の指示① … 250

災害時の指示② … 252

| Column 5 | さまざまな医療文化の違い … 254

巻末付録　医療用語リスト

体の部位の名称 … 256

日常的に使う用語 … 260

診療科 … 263

症状・ケガにまつわる表現 … 265

よく使う医療器具 … 270

薬にまつわる用語 … 272

病名に関する用語 … 276

アレルギー項目にまつわる用語 … 282

おわりに … 284

監修者・著者紹介 … 286

音声について

まとめてダウンロードされる場合は、ナツメ社ウェブサイト（https://www.natsume.co.jp/）の『パッと引ける！ 医療現場で役立つ英会話』のページより音声ダウンロードが可能です。

Chapter 1

外来での基本対応

まずは、チャプター1を通じて基本の対応を学びましょう。どんな病院でも使える基本的な場面をたくさん紹介しています。受付対応・電話での応対・会計時まで一通り対応できるようになれば、落ち着いて外国人患者さんと接することができますよ。

Situation 1

基本の挨拶

CASE 1　受付での声かけ

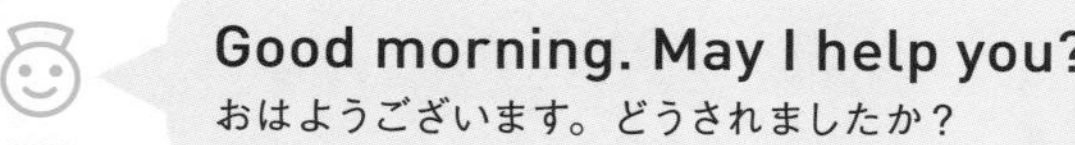

Good morning. May I help you?
おはようございます。どうされましたか？

Good morning. I'd like to see a doctor.
おはようございます。診察を受けたいです。

Do you have insurance?
保険はお持ちですか？

I'll use my travel insurance.
旅行保険を使います。

How will you pay today?
今日の支払いはどうされますか？

I'll pay in cash.
現金で払います。

元気でにこやかな挨拶は世界に共通のコミュニケーションの基本。そして受付は病院の顔です。丁寧な対応を心がけましょう。

1_01

**I'd like you to fill out this form.
Please have a seat. I'll help you.**
この用紙に記入してください。お掛けください。手伝いますね。

That would be great.
そうしてもらえるとありがたいです。

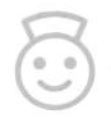

Sorry to keep you waiting. Let's start.
お待たせしてすみません。始めましょう。

使いやすいフレーズ

see a doctor
病院に行く / 診察を受ける

May I help you?
ご用件は？ / どうなさいましたか？

registration form
診療申込書

Situation

2 初診受付での確認

CASE 1 診察前に必要事項を確認

Can I see a doctor now?
今から診察してもらえますか？

Is it your first time here?
当院に来るのは初めてですか？

Yes. I just arrived in Japan 3 days ago.
はい。三日前に日本に来たところです。

I see. Do you have insurance?
わかりました。保険はありますか？

Yes. My insurance covers overseas medicine.
はい。海外の医療費を補償する保険があります。

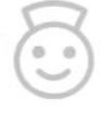

How will you pay today?
今日の支払いはどうされますか？

外国人患者さんに対応する際は、事前に支払い方法や保険請求に必要なものを確認しましょう。未払いなどのケースを防げます。

1_02

I'll pay in cash, and I'll claim a reimbursement later.
現金で払って、あとで保険請求します。

Do you need something for your claim?
請求には何か必要ですか？

I need a receipt and a diagnosis.
領収書と診断名が必要です。

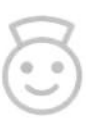

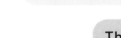

The doctor doesn't speak English, and the receipt is in Japanese. Will that be OK?
先生は英語を話せませんし、領収書も日本語です。
それで大丈夫ですか？

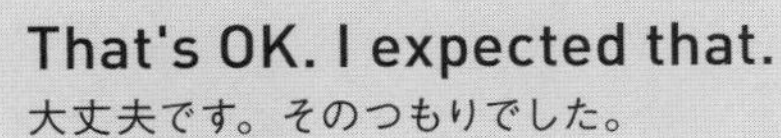

That's OK. I expected that.
大丈夫です。そのつもりでした。

Situation

3 検温と消毒

CASE 1 バイタル測定と消毒

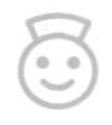

Please disinfect your hands with alcohol first.
先に手をアルコールで消毒してください。

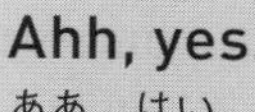

Ahh, yes.
ああ、はい。

Let me check your body temperature.
I'll measure it on your forehead.
体温を測定しますね。おでこで測ります。

Go ahead.
どうぞ。

Your temperature is 36.5 Celsius.
体温は 36.5 度ですね。

Is that normal?
What would that be in Fahrenheit?
それって正常ですか？ ちなみに、華氏ではどうなりますか？

受付時の消毒と検温が当たり前になりましたね。体温は日本では摂氏 Celsius（℃）、アメリカでは華氏 Fahrenheit（℉）で表します。

1_03

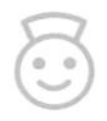

Yes, it is. It would be 97.7 Fahrenheit.
はい、そうですよ。華氏では 97.7 度になります。

Now I understand.
やっと理解できました。

Please take your blood pressure. Use that automatic blood pressure monitor over there. Bring the result to us when you are done.
血圧を測定してください。あちらの自動血圧計で測定してください。測ったら結果をこちらにお持ちください。

Column

華氏に変えたいなら、(摂氏 (℃) × 1.8) +32 で計算すればOKです。アメリカではよく使われるので、覚えておくといいでしょう。
また、英語での血圧の読み方も知っておくと役立ちます。血圧が 120 / 60 の場合は、one hundred twenty over sixty と読みます。

Situation

4 保険診療

CASE 1 健康保険を使用

Hello, how can I help you today?
こんにちは、今日はどうしましたか？

I have a rash. Can I see a doctor without an appointment?
じんましんが出ています。予約なしで診察してもらえますか？

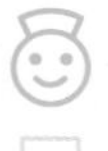

Don't worry.
You don't need an appointment.
大丈夫です。予約は必要ないですよ。

That's good. I'm relieved.
よかった。ホッとしました。

Do you have a Japanese health insurance card?
日本の保険証は持っていますか？

Yes, here it is.
はい。どうぞ。

外国人患者さんが来院された際でも、日本の保険証を持っているかどうかの確認はしましょう。

1_04

Is this your first time to come to this clinic?
当院は初めてですか？

Yes, it is.
はい、そうです。

I'll help you fill out this registration form. Please have a seat and wait.
診療申込書の記入をお手伝いしますね。椅子にかけてお待ちください。

Thank you.
ありがとうございます。

Column

病院の予約は reservation ではなく appointment という言葉を使います。湿疹やじんましんは a rash といいますが、これはある範囲に出ている湿疹のこと。1つ1つの湿疹は a spot といい、ブツブツとたくさんある場合は spots と複数形で表現します。

Situation

5 自費診療

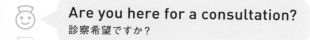

CASE 1 保険に入っていない

Are you here for a consultation?
診察希望ですか？

Yes, but I don't know if I'm in the right place. I have a sore throat and a fever.
はい。でもこの病院でいいのかわかりません。喉が痛くて熱もあります。

You are in good hands.
大丈夫です、おまかせください。

That's a relief! And you speak English!
よかった！ それにあなたは英語も話せる！

We have a few staff members who speak English, so don't worry. Do you have Japanese health insurance?
英語が話せるスタッフが数名いるので、安心してください。まず、日本の健康保険に入っていますか？

外国人患者さんが戸惑った様子で受付にやって来た場面です。こちらから積極的に声をかけて安心させてあげましょう。

1_05

No, I'm on vacation, staying in a hotel. But unfortunately, I caught a cold.
いいえ、休暇で来ていて、ホテルに滞在しています。でも、運悪く風邪を引いたようです。

I'm sorry to hear that. In that case, the cost will be out of pocket.
それは残念ですね。その場合、医療費は自費になります。

Sure. No problem there.
はい。それは大丈夫です。

Column

外国人医療にはインバウンド、訪日、在日の3種類があります。インバウンドは日本の医療を目的に医療ビザで日本に来る患者さんの医療で、多くは医療コーディネーターが宿泊先や通訳の手配などをします。訪日は、日本に旅行やビジネスで滞在中に医療機関を受診するケース。英語での診断書や明細書が必要になることが多いです。そして在日は、日本に住んでいる外国人の医療対応です。通常は、社会保険や国民健康保険を持っています。

Situation 6

電話対応① 基本の受付

CASE 1 予約と交通手段の案内

□

こんにちは。〇〇クリニックの田中です。

Hello. This is 〇〇 Clinic, Mr. Tanaka speaking.

Is your service available in English? I'd like to get some medicine for my asthma.

英語での対応はしてもらえますか？ 喘息の薬がほしいのですが。

□

Yes, it is. However, our clinic is by appointment only. Would you like to make an appointment now?

はい、対応しています。ただ、当院は完全予約制です。今予約されますか？

Yes, please. I'd rather come in today if possible.

お願いします。可能なら、むしろ今日行きたいのですが。

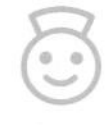

□

We are a little busy today. Let me see... I can fit you in at 4.45 p.m.

今日はちょっと混んでいます。えっと…午後 4 時 45 分なら予約が入れられます。

電話での英語対応も、慌てずに落ち着いて話をしてみましょう。予約の日時が決まったら、忘れずに名前と連絡先を聞くように。

1_06

Perfect! Do you have a parking lot?
よかった！ 駐車場はありますか？

No, please use public transportation or use a nearby paid parking lot.
いいえ、公共の交通機関か近くの有料パーキングを使ってください。

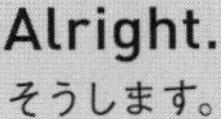

Alright.
そうします。

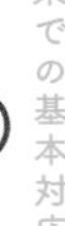

OK, may I have your full name and contact number please?
ではお名前と電話番号をお伺いしてもいいですか？

使いやすいフレーズ

最初の医療従事者側のフレーズのように、英語だとビジネスの場面で自分に敬称をつけて名乗ることがあります。そのほか、電話応対時に使えるフレーズを覚えましょう。

Can you please spell out your name?
名前のスペルを教えていただけますか？

How about 12 o'clock tomorrow?
明日の 12 時はいかがですか？

Situation 7

電話対応②
聞き返す

CASE 1　聞き取れない時に聞き返す

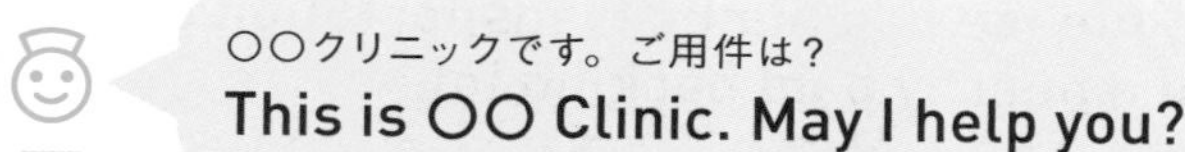

○○クリニックです。ご用件は？

This is ○○ Clinic. May I help you?

I'd like to make an appointment for today. I have a fever and diarrhea.

今日の予約を取りたいです。熱があって下痢をしています。

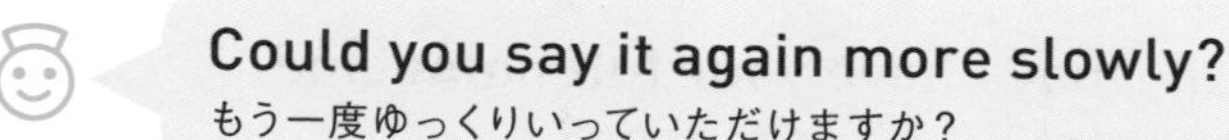

Could you say it again more slowly?

もう一度ゆっくりいっていただけますか？

I have a fever and diarrhea. I'd like to make an appointment for today.

熱があって下痢をしているので、今日の予約を取りたいです。

OK. I'm sorry to ask you but what is diarrhea?

わかりました。お尋ねして申し訳ないのですがダイアリアとは何ですか？

電話での英語対応は、身振り手振りがない分、難易度も上がります。ゆっくり話してもらい、わからないことは確認しましょう。

1_07

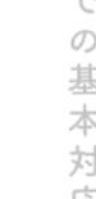

I mean my stool is loose, rather watery.
便がゆるくて、むしろ水っぽいという意味です。

I see. Let me check if we have availability today. Please hold on a second.
わかりました。今日空いているか確認します。
少しお待ちください。

Sure.
はい。

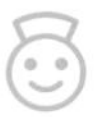

Thank you for waiting.
How does 11:30 sound?
お待たせいたしました。11時半はいかがですか？

Sounds good. Thanks.
それでいいです。ありがとう。

Situation

8 診療申込書の記入

CASE 1 一般的な個人情報の記入

I'm a little late for my appointment.
予約に少し遅れてしまいました。

Your appointment is 10 a.m. Mrs. Doe.
Do you have a clinic ID card?
10 時に予約のドウさんですね。
当院の診察券はお持ちですか？

No, this is my first visit.
これが初めてです。

Do you have a referral letter?
紹介状はお持ちですか？

No.
いいえ。

英語の診療申込書がなければ、1つ1つの項目を訳してあげましょう。ちなみに、厚生労働省のHPに英語の診療申込書があります。

1_08

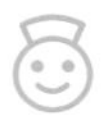

Let's do the paperwork for your registration.

では、受付手続きをしましょう。

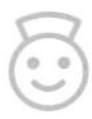

Please write your name and date of birth here. Your address here and phone number here.

名前と生年月日をこちらに書いてください。
住所はここで、電話番号はここにお願いします。

I can't write my address in Japanese. Is English OK?

住所を日本語で書けないので、英語でいいですか？

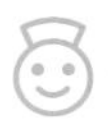

That's OK. I'll change it to Japanese.

大丈夫ですよ。私が日本語に直しますので。

Situation 9

問診票の記入①
基本の案内

CASE 1　受診の理由、症状の確認

This is a medical questionnaire for you. I'll translate the questions for you one by one.
こちらが問診票です。質問を1つずつ訳しますね。

First, what brings you here today?
まず、今日はどんなことで来院されましたか？

My left ankle hurts.
左の足首が痛いです。

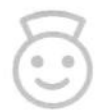

When did that symptom start?
いつその症状が出ましたか？

I sprained it 2 days ago when I was hiking. The pain is getting worse.
２日前にハイキングをしていて足首を捻挫しました。
痛みがひどくなっています。

Do you have any other symptoms?
ほかに何か症状はありますか？

問診票の記入は質問事項が多いですが、頑張って英語で説明してみましょう。1つずつどのように訳されるのか見てみましょう。

1_09

Yes, my ankle is swollen and purple now.
はい、今は足首が腫れて紫になっています。

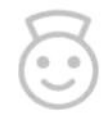

OK, then let's move onto your medical history questions.
では、既往歴の質問に移りますね。

Chapter 1 外来での基本対応

使いやすいフレーズ

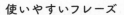

Do you have your prescription notebook with you today?
お薬手帳は今日お持ちですか？

What seems to be the problem?
どのようなこと（症状）ですか。

How long have you had the symptoms?
その症状はどれくらい続いていますか？

Describe your symptoms in detail.
症状を詳しく教えてください。

Have you had these problems before?
以前にもこのような症状はありましたか？

Situation 10

問診票の記入② 既往歴等の確認

CASE 1 既往歴や薬歴の確認

Have you had any major illnesses or surgeries before?
過去に何か大きな病気や手術をしましたか？

I had appendicitis when I was 15.
15 歳の時に虫垂炎になりました。

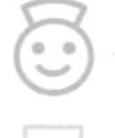

Are you currently receiving any treatment?
今は何か治療を受けていますか？

Well, I have hypertension.
えっと、高血圧です。

Are you taking any medicine now?
今、何かお薬を飲んでいますか？

I'm only taking medicine for my blood pressure.
血圧の薬だけ飲んでいます。

既往歴は medical history といいます。薬のアレルギーに関してはしっかり確認をして、医療事故を防ぎましょう。

1_10

Do you have any allergies?
何かアレルギーはありますか？

I have hay fever, and I'm allergic to nuts.
花粉症とナッツ類のアレルギーがあります。

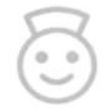

So, you don't have any allergies to medicine?
では、薬にはアレルギーはないですね？

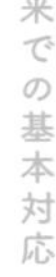

Not that I know of.
知っている限りでは。

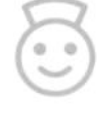

Is there a possibility of pregnancy?
妊娠の可能性はありますか？

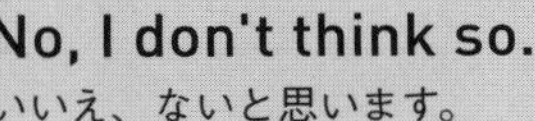

No, I don't think so.
いいえ、ないと思います。

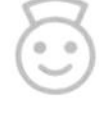

Thank you. We are done.
ありがとうございます。終わりましたよ。

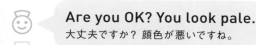

Situation 11

受付での対応①辛そうな患者

CASE 1　早急に受診か判断する

Are you OK? You look pale.
大丈夫ですか？ 顔色が悪いですね。

I have difficulty breathing.
I got stung by a bee.
息苦しいです。ハチに刺されたんです。

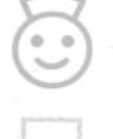

You may be having an allergic reaction.
Let me take you to the treatment room now.
アレルギー反応を起こしているかも知れません。
すぐに処置室に案内します。

Can you walk?
Do you need a wheelchair?
歩けますか？ 車椅子がいりますか？

I think I can walk.
歩けると思います。

受付に来た患者さんがとても辛そうな顔をしています。緊急性が高いかどうかを判断して、しっかりと対応しましょう。

1_11

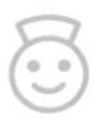

Please hold my shoulder.
肩につかまってください。

OK.
はい。

Tell me your name, please.
I'll bump you to the front of the line.
お名前を教えてください。順番を先にしますね。

I appreciate that.
ありがとうございます。

使いやすいフレーズ

I'll bring you a wheelchair.
車椅子を持ってきますね。

I'll put you on a gurney.
ストレッチャー（台車付き）に乗せますね。

I'll bring a stretcher.
担架（台車なし）を持ってきます。

Situation 12

受付での対応②
出血している

CASE 1　出血時の対応

You are bleeding.
出血していますね。

Yes, I cut my finger with a kitchen knife.
It won't stop bleeding.
包丁で指を切ってしまいました。血が止まりません。

OK, I'll take a look at how bad it is.
Please come into this room.
では、傷の状態を確認しますので、こちらの部屋にどうぞ。

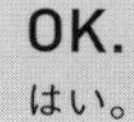

OK.
はい。

Let me see your cut.
Are you taking any blood thinners?
傷を見せてください。
血液をサラサラにするお薬を飲んでいますか？

出血している外国人患者さんが来たら、傷の状態を確認し、すぐに処置の必要があるかどうかを判断しましょう。

1_12

Yes. I'm taking aspirin for my heart problem.
はい。心臓の病気のためアスピリンを飲んでいます。

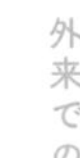

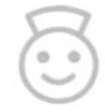

OK, use this gauze and press firmly.
では、このガーゼを使ってしっかり押さえてください。

That hurts.
痛いですね。

We'll see you first. Please wait nearby for your name to be called.
先に診察しますね。名前が呼ばれるまで近くでお待ちください。

Column

抗凝血薬（anticoagulant（アンティコォアグラント））を日常では血液サラサラの薬とよくいいますよね。それに近い言い回しの表現が blood thinner です。

Situation

13 受付での対応③ 感染症の疑いがある

CASE 1 院内感染予防対策

My 4 year-old daughter may have chickenpox.
She is in the car with my husband now.
May I bring her in?
4 歳の娘が水ぼうそうかも知れません。
今は私の夫と車にいます。連れて来てもいいですか？

□ Are there any other cases of chickenpox around her?
娘さんの周りで水ぼうそうは流行っていますか？

I heard a few kids in her kindergarten got it last week.
先週幼稚園で数人がかかったと聞きました。

□ OK, I'll arrange a room for her.
では部屋を準備しますね。

待合室に感染症疑いのある外国人患者さんが来院されました。一般の患者さんと一緒にならないように配慮をしましょう。

1_13

～準備後～

OK, put this mask on her.
You can bring her directly to this room.
では、このマスクを娘さんにつけてください。
こちらの部屋に直接連れて来てください。

OK, I'll go get her.
では、連れて来ます。

Chapter 1 外来での基本対応

使いやすいフレーズ

chickenpox（水ぼうそう）を入れ替えれば、ほかの感染症にも同じ言い回しが使えます。そのほか、よく使う感染症名は巻末P281にまとめています。

flu
インフルエンザ

COVID-19 / coronavirus
コロナウイルス

measles
はしか

mumps
おたふく風邪

rubella
風疹

Situation 14

よくある症状①痛みがある

CASE 1　ペインスケールの確認

I have a severe headache.
ひどい頭痛がするんです。

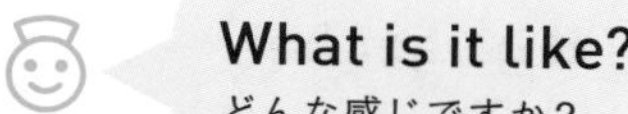

What is it like?
どんな感じですか？

It's a throbbing pain.
ズキズキした痛みです。

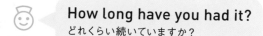

How long have you had it?
どれくらい続いていますか？

The pain woke me up.
So, it's been 8 hours.
痛みで目が覚めたので、8 時間くらいです。

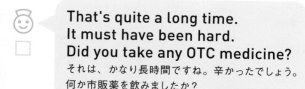

That's quite a long time.
It must have been hard.
Did you take any OTC medicine?
それは、かなり長時間ですね。辛かったでしょう。
何か市販薬を飲みましたか？

痛みは病気の心配がないものから、重大な病気のサインとなるものまであります。ペインスケールの簡単な言い方を覚えましょう。

1_14

I took an OTC painkiller. But it's not actually working.
市販の痛み止めを飲みました。効いていませんが。

On a scale of 1 to 10, 10 is the highest level. How severe is your pain?
1から10で、10が1番痛いとしたら、痛みはどれくらいですか？

I'd say it's a 7.
7ですかね。

使いやすいフレーズ

OTC medicine / over-the-counter medicine
薬局で買える薬

What medicine did you take?
何の薬を飲みましたか？

Situation

15 よくある症状②
発熱がある

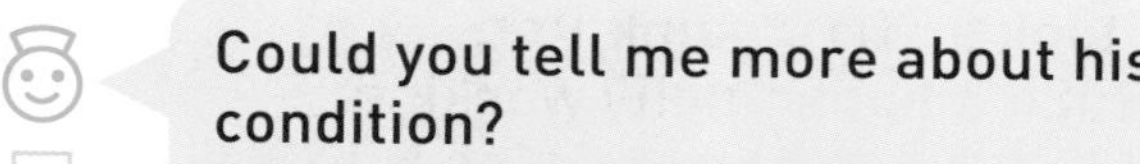

CASE 1　発熱がある子どもの親からの入電

Could you tell me more about his condition?
息子さんの状態をもう少し教えてください。

He was feverish for a week, but his temperature went up dramatically last night.
1週間ほど熱っぽかったんです。ですが、昨夜急激に熱が上がりました。

How high was it?
何度くらいでしたか？

It was 39.2 Celsius.
39.2度でした。

How is he doing today?
今日はどうですか？

発熱も日常でよくある症状の1つですよね。
場面は退院後にまだ発熱が続いている子どもについての相談を電話で受けたところです。

1_15

His temperature has gone down this morning. Should I bring him to the hospital before his next appointment?
今朝は、熱が下がっています。次の予約前に病院に連れて行った方がいいですか？

A high fever can be a sign of infection or inflammation. Please bring him in as soon as possible.
高熱は感染や炎症の兆候かも知れません。できるだけ早く連れて来てください。

使いやすいフレーズ

high fever
高熱

slight fever
微熱

normal body temperature
平熱

Situation 16

よくある症状③ 腹部症状がある

CASE 1 消化器の症状を訴える患者の対応

I feel like I'm going to throw up.
吐きそうな気がします。

Use this basin.
Have you vomited recently?
この（ガーグル）ベイスンを使ってください。
最近吐いたりしましたか？

No, but I always feel nauseous.
いいえ、でもいつも吐き気があります。

Do you have stomach pain?
胃の痛みはありますか？

Yes, and heartburn, too.
はい、胸焼けもあります。

Do you have regular bowel movements?
お通じは規則正しくありますか？

色々な腹部症状を英語で覚えておきましょう。症状を確認すると、消化器のどこに問題があるかがわかってきます。

1_16

No. I'm rather constipated.
いいえ。むしろ便秘がちです。

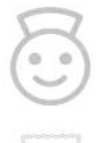

Do you have any other symptoms?
ほかに何か症状はありますか？

I burp a lot, and my stomach is bloated.
ゲップはたくさん出ます。お腹も張っています。

Have you noticed any blood in your stool?
便に血が混じることはありますか？

Not as far as I know.
知る限りではないです。

Column

お腹は日常的な英会話では、胃も下腹部も含めて belly といいますが、医療用語では胃を表現すると stomach、腹部は abdomen になります。

Situation 17

よくある症状④ 乳児に多い症状

CASE 1 熱性けいれんを起こした赤ちゃん

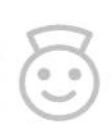

Please calm down and tell me what's happening.
落ち着いて、どうしたのか教えてください。

My son had a convulsive fit just a while ago! His eyes were rolling back and his body was twisting!
息子がちょっと前にひきつけを起こしました！ 白目をむいて体がピクピクしていました！

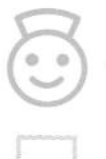

Let me put this thermometer under his arm. It's 39.2 degrees Celsius.
体温計を脇に挟みます。39.2 度ありますね。

He was fussy and wasn't playful this morning. He seems very weak and sick now.
今朝はぐずっていて機嫌が悪かったです。今はグッタリしています。

赤ちゃんのけいれんに驚いたお母さんが救急外来を受診した場面です。機嫌が悪い、ぐずるなどの表現を見てみましょう。

1_17

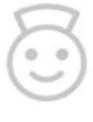

Is he breastfed?
息子さんは母乳を飲んでいますか？

He drinks formula.
He's also started to eat solids.
ミルク（人工乳）です。離乳食も始めています。

But he was reluctant to eat and drink anything this morning.
ですが、今朝は食べたり飲んだりを嫌がっていました。

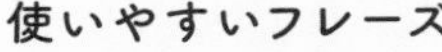

使いやすいフレーズ

a seizure / convulsions / a convulsive fit
けいれん・ひきつけ

be lethargic / be exhausted / be weak and sick
グッタリしている

solids / baby food
離乳食

Situation 18

よくある症状⑤ 妊娠中の出血

CASE 1 不正出血を訴える患者の対応

You had irregular bleeding.
How much blood was it?
不正出血があったのですね。どれくらいの量でしたか？

It was just sticking to my underwear.
Am I going to have a miscarriage?
下着につく程度でした。流産するのでしょうか？

How many weeks are you in your pregnancy?
妊娠何週ですか？

I'm 24 weeks pregnant.
My due date is August 9th.
24 週目です。予定日は 8 月 9 日です。

Do you have any pain, like contractions?
お腹が収縮するような痛みはありますか？

不正出血の原因は更年期や排卵出血とさまざまですが、子宮がんや流産のサインでもあります。見過ごさないようにしましょう。

1_18

No, but I've read that bleeding during pregnancy is a sign of miscarriage or premature birth.
いいえ、でも妊娠中の出血は流産や早産の兆候だと、読んだことがあります。

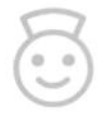

Please stay calm.
We'll check and see what's going on.
落ち着いてください。
検査して何が起きているか確認しますね。

使いやすいフレーズ

患者さんがよく使うフレーズも覚えておきましょう。

I'm pregnant.
妊娠中です。

I'm on my period.
生理中です。

I'm suffering from menopause.
更年期障害です。

vaginal discharge
帯下

period
生理

menopause
更年期

Situation

19 よくある症状⑥ うつ傾向がある

CASE 1　メンタル症状がある患者の対応

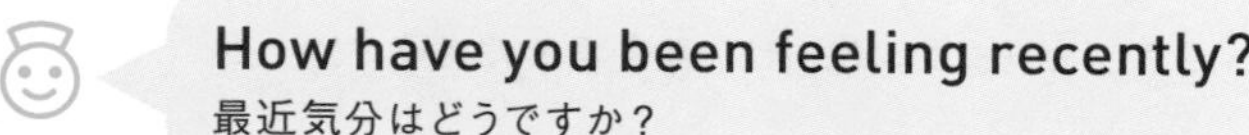

How have you been feeling recently?
最近気分はどうですか？

I've been feeling rather depressed.
I have no appetite and have difficulty falling asleep.
気分が落ち込んでいます。
食欲はないし、寝つきも悪いです。

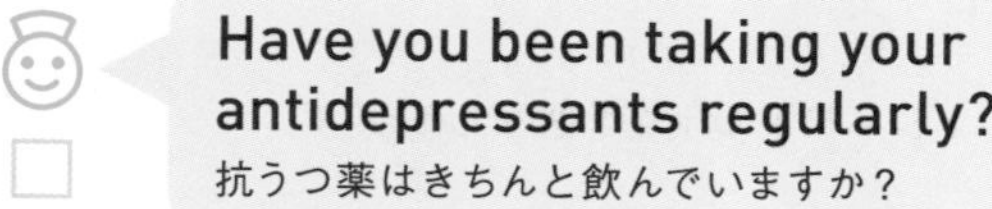

Have you been taking your antidepressants regularly?
抗うつ薬はきちんと飲んでいますか？

Yes, but I get dizzy and have ringing in my ears.
はい、でもめまいはするし耳鳴りもします。

Do you feel sad for no reason?
理由もなく悲しくなったりしますか？

心の問題を抱えている人は、年々増え続けています。少しでも安心してもらえるような対応を心がけましょう。

1_19

Yes, and I feel I'm worthless.
I don't feel like doing anything.
はい、自分に価値がないと思います。何もしたくないですし。

Have you had or are you having thoughts of self-harm?
自傷行為をしたり、考えたりすることはありますか？

Not really.
それはないです。

使いやすいフレーズ

患者さんが気持ちや不安感を表す時のフレーズを紹介します。

I have anxiety.
不安があります。

I feel frustrated.
焦燥感があります。

I'm having a lot of mood swings lately.
最近気分のムラが激しいです。

I can't concentrate.
集中できません。

I get tired easily.
疲れやすいです。

Situation

20 よくある症状⑦ 目のトラブル

CASE 1 よくある目の症状の対応

Are you going to have cataract surgery?
白内障の手術を受けますか？

I haven't decided yet.
まだ決めていません。

The symptoms must be bothering you.
症状でお困りでしょう。

They are. I stopped driving at night because light feels too bright. My vision is blurry, and I have double vision, so I stopped reading too.
困っていますよ。光がとても眩しく感じるので、夜の運転は止めました。視界はボヤけるし、ものが二重に見えるので、本を読むのも止めました。

Your symptoms are getting worse.
症状が悪化していますね。

場面は白内障の会話ですが、光が眩しい、ボヤけるなど、日常の場面でも使える表現を紹介しています。応用して使ってみましょう。

1_20

I know... but eye surgery sounds scary. And this condition won't lead to blindness immediately.
そうなんです…、でも目の手術が怖くて。それに白内障ではすぐに失明はしませんし。

Early treatment is very important for a full recovery.
完治には早期治療がとても大切ですよ。

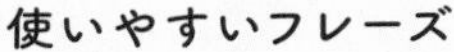

使いやすいフレーズ

目にまつわる症状や表現はたくさんあります。まずは、よく患者さんから聞くものを覚えておきましょう。

My eyes are red.
目が充血しています。

My eyes are tired.
目が疲れています。

I'm nearsighted.
近視です。

I'm farsighted.
遠視です。

I have astigmatism.
乱視があります。

Situation 21

よくある症状⑧ 呼吸器のトラブル

CASE 1 呼吸器の症状を訴える患者

I get short of breath whenever I go up the stairs.
階段を登るたびに息切れがします。

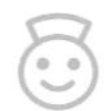

Do you cough as well?
咳も出ますか？

Yes, and I often cough up phlegm too.
はい、それによく痰も出ます。

What is your phlegm like?
痰はどんな感じですか？

It's thick and yellowish.
粘っこくて黄色っぽいです。

Do you have difficulty breathing as well?
呼吸が苦しいこともありますか？

呼吸器の症状はおなじみの風邪や花粉症の症状も含まれます。場面は慢性閉塞性肺疾患 COPD の患者さんとの会話です。

1_21

It sometimes happens when I lie down.
横になると時々あります。

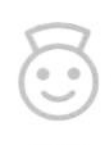

Did you quit smoking?
It'll worsen your condition even more.
タバコは止めましたか？ 状態をさらに悪化させますよ。

Well... no. But I'll quit for sure this time.
えーと… いいえ。でも今回は絶対に止めます。

使いやすいフレーズ

咳や呼吸器官にまつわる患者さん側のフレーズを紹介します。

- **I have a dry cough.**
  乾いた咳が出ます。
- **I have a wet cough.**
  湿った咳が出ます。
- **I have a runny nose.**
  鼻水が出ます。
- **I have a stuffy nose.**
  鼻が詰まってます。
- **I can't stop coughing.**
  咳が止まりません。
- **I have difficulty breathing.**
  息をするのが大変です。
- **I have asthma.**
  喘息持ちです。

Situation 22

よくある症状⑨ 皮膚のトラブル

CASE 1 アトピー性皮膚炎の患者

My skin has been dry and itchy.
It's also tingling when I sweat.
皮膚が乾燥して痒いです。
汗をかくとヒリヒリ（チクチク）します。

Can I take a look at the area?
Your skin looks thick and discolored.
その場所を見せてください。
皮膚が硬くなって色が変わっているようですね。

What should I do to make it better?
よくするためにはどうしたらいいですか？

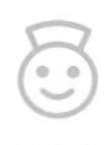

You may have atopic dermatitis.
You might want to use some moisturizing cream to moisturize your skin.
アトピー性皮膚炎かも知れませんね。
保湿クリームを使って保湿をした方がいいですよ。

出てくる症状はほかの皮膚疾患にも使えます。
水疱は、靴擦れや日焼けでもなりますよね。
生傷は cut / wound で傷跡は scar です。

1_22

CASE 2　帯状疱疹の患者

There are a lot of painful spots on my thigh. They started out as red spots. Now some of them have formed blisters.

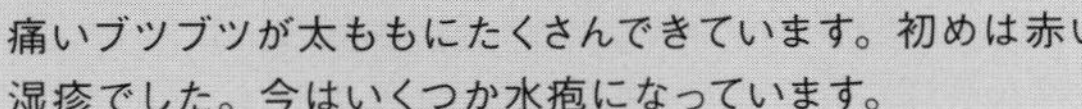

痛いブツブツが太ももにたくさんできています。初めは赤い湿疹でした。今はいくつか水疱になっています。

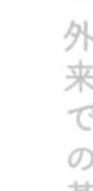

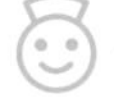

Ahh, you probably have shingles.

ああ、おそらく帯状疱疹ですね。

Shingles! What's gonna happen next?

帯状疱疹ですか！次はどうなりますか？

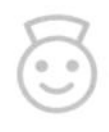

The blisters will form scabs.
So don't pick them off. It can leave scars.

水疱はいずれかさぶたになります。なので、剥がさないようにしてください。傷跡になります。

Situation

23 待合室などへの案内

CASE 1 待合室・診察室に案内する

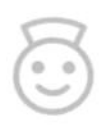

□

This is your number slip. We'll call you by the number. Please wait in the waiting room until your number is called.

これはあなたの番号の紙です。番号でお呼びします。
番号が呼ばれるまで、待合室でお待ちください。

OK, but I don't understand Japanese. My Japanese listening skills are not so good.

はい、でも日本語がわかりません。
あまり日本語の聞き取りができないので。

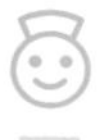

□

OK. I'll let you know when your turn comes.

わかりました。順番が来たらお知らせします。

Thanks.

ありがとうございます。

診察室にお入りくださいというフレーズを覚えても、英語表記がなければ伝わりません。どの部屋かわかるように伝えましょう。

1_23

～順番が来る～

Mr. Doe. It's your turn. Please go into room 2.
ドウさん、順番が来ました。2 番のお部屋にどうぞ。

使いやすいフレーズ

（　）を入れ替えると異なる場所への案内ができます。診療科の名称は P263 で確認しましょう。

You'll see your number on the monitor.
モニターにあなたの番号が表示されます。

Please hand this file in at the (Orthopedics) counter.
（整形外科）受付にこのファイルを出してください。

Please follow the (white line) leading to the (blood test room).
この（白線）に沿って進んで（採血室）に行ってください。

Situation

24 診察時間等の案内

CASE 1 患者に診察時間と休日を案内する

What are your business hours?
診察時間はどうなっていますか？

We are open from 9 a.m. to 12 p.m. and 2 to 6 p.m. But I'm afraid we are closed every Wednesday, Sunday, and national holiday.
午前中は 9 時から 12 時、午後は 2 時から 6 時です。
でも毎週水曜と日曜・祝日は休診です。

Do I need to make an appointment every time?
毎回予約が必要ですか？

No.
But you might have to wait a long time.
いいえ。でも待ち時間が長くなるかもしれません。

ファミリードクターの予約を取ってから受診するアメリカとは違い、予約なしでも受診できる病院が多いのは日本の特徴です。

1_24

CASE 2　支払い方法の案内

I'm sorry I forgot my wallet today. Can I pay later?
すみません、今日財布を忘れてしまいました。
後で払ってもいいですか？

How about a credit card or cashless apps? Do you use any of these services shown here?
クレジットカードやキャッシュレス決済のアプリはどうですか？ ここに記載しているものを何か使っていますか？

Good. I'll use my cashless app.
よかった。キャッシュレス決済にします。

Column

hospital は英語では総合病院を表します。いわゆる個人病院は clinic です。北米などは整形外科や眼科と別々に受診するのではなく、すべてファミリードクターに診てもらい、必要時に専門の科を紹介されるのが一般的です。ちなみに予約なしのクリニックは walk-in clinic といいます。

Situation

25 英語が話せる人に対応を替わる

CASE 1 英語が得意な人に対応を引き継ぐ

Does it make sense?
わかりますか？

Sorry it doesn't. Can you say it again?
すみません、わかりません。もう一度いってください。

It's hard for me to explain it. It's beyond my capability. I will get someone who speaks better English.
私では説明するのが難しいです。私ができる範囲を超えています。英語がもっと得意な人を呼んできますね。

Thanks. That would be helpful.
ありがとう。そうしてもらえると助かります。

医療は命にも関わるので、自分達でできる対応を見極めましょう。英語が話せないなら、話せる人にバトンタッチするのも大事です。

1_25

CASE 2　通訳を依頼してもらう

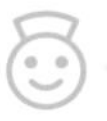

The doctor is going to explain your surgery next time. Can you bring someone who speaks Japanese?
次回は先生から手術の説明があります。誰か日本語を話せる人を連れて来ることはできますか？

I may ask my friend. He speaks a little Japanese.
友達に頼もうかな。日本語が少し話せるんです。

Why don't you ask a professional interpreter? Our next meeting is important.
プロの通訳を頼んではどうでしょうか？ 次回は重要ですよ。

使いやすいフレーズ

Why don't you ～ ?
～したらどうですか？

Situation

26 会計時の対応

CASE 1　支払いと領収証の説明

Your total cost for today comes to 1750 yen. Would you like to pay with cash or credit card?
本日のお会計は 1750 円です。現金でお支払いされますか、それともクレジットカードですか？

I'll pay in cash. Here you are.
現金で払います。どうぞ。

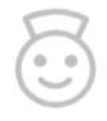

Your change is 250 yen. This is your receipt. Receipts cannot be reissued.
250 円のお返しです。こちらが領収書です。
領収書は再発行できません。

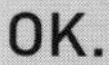

わかりました。

日本の公的保険で受診した時の一般的な会計の場面を見てみましょう。下記の会話文を覚えておけば安心して対応できます。

1_26

I'm handing you back your health insurance card. And this is your clinic ID card. Bring it every time you come here.

保険証をお返ししますね。こちらが診察券です。当院に受診の時は毎回ご持参ください。

Alright. Thank you. By the way, can I use my Individual Number Card instead of the health insurance card?

はい。ありがとう。ちなみに、マイナンバーカードを保険証の代わりに使うことはできますか？

Yes. Our clinic accepts Individual Number Cards. Have you finished the online registration?

はい。当院では、マイナンバーカードでの受付も対応しています。オンラインでの登録はお済みですか？

Yes, I have. Thank you.

はい、やってます。ありがとう。

That's all for today. Please take care of yourself.

本日はこれで終了です。お大事にどうぞ。

Situation

27 次回の予約をする

CASE 1 次回の予約を受け付ける

Can I make an appointment for Wednesday 2 weeks from now? I heard that my test results would come in by then.

再来週の水曜日に予約をできますか？ それまでに検査の結果が出ると聞きました。

You are right. You had a biopsy today. The results will be here after 10 days.

その通りです。今日は生検をしていますね。
10 日後には結果が出ています。

Wednesday in 2 weeks.
The afternoon slots are still available.

２週間後の水曜日ですね。午後の枠はまだ空いています。

Good. Then 2:30 please.

よかった。では、２時半でお願いします。

take care は日常の挨拶として別れ際などによく使われます。特に、病院での「お大事に」の定番フレーズです。覚えておきましょう。

1_27

OK. I put you in there. Your next appointment is 2:30, March 10th.
わかりました。そこに予約を入れますね。次回の予約は 3 月 10 日の 2 時半です。

Thank you.
ありがとうございます。

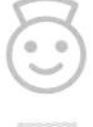

Please take care.
どうぞお大事に。

使いやすいフレーズ

When will be convenient for you?
いつがご都合いいですか？

I'm afraid we are full that day.
すみませんが、その日は予約でいっぱいです。

Situation

28 薬局や処方箋の説明

CASE 1 患者に処方箋と薬局の説明をする

This is your prescription. This is only valid for 4 days, including today.

こちらが処方箋です。有効なのは今日を含めて4日間です。

Really? That's so short. It's valid for 6 months in Canada.

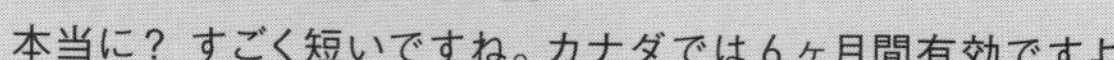

本当に？ すごく短いですね。カナダでは6ヶ月間有効ですよ。

Wow, I didn't know that.

すごいですね、知りませんでした。

Where can I get the medicine, by the way?

ところで、その薬はどこでもらえますか？

You can fill your prescription at any pharmacy. You can also get your medicine at the pharmacy on the first floor of this building.

お薬はどこの薬局でも処方してもらえます。このビルの一階の薬局でも受け取れますよ。

海外の処方箋の有効期限は3～12ヶ月。同じ処方箋で再度薬をもらう、処方されたものからほしい薬だけ買うこともできます。

1_28

Good. I didn't know where to go. I'll go there right away.
よかった。どこに行けばいいかわからなかったので。すぐにそこに行ってみますね。

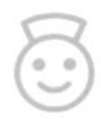

Please take care.
どうぞお大事に。

使いやすいフレーズ

We don't refill prescriptions.
同じ処方箋は再び使えません。

You must see a doctor again to get another prescription.
もう一度医師の診察を受けて新たに処方箋をもらってください。

Situation

29 薬の飲み方を説明

CASE 1 処方薬の使用方法を説明

This is anti-inflammatory medicine.
Please take one pill at a time.
Take it 3 times a day after each meal.
こちらは抗炎症薬です。1回1錠飲んでください。1日3回、毎食後に飲んでください。

3 times a day. I got it.
1日3回ですね。了解です。

Take this medicine when you can't stand the pain. One packet at a time. Please wait at least 6 hours before taking another one.
痛みが我慢できない時は、この薬を飲んでください。1回につき1包です。一度内服したら、次に飲むまで最低6時間空けてください。

Alright.
わかりました。

薬は使用方法を間違えると大事になりますよね。説明だけでなく、英語で 3 × day などと書いてあげると親切です。

1_29

These are eye drops.
Use them 4 times a day in your left eye.
こちらが点眼薬です。1日4回左目にお使いください。

And how should I use this inhaler?
この吸入薬はどうやって使うのですか？

Just inhale as you push this button.
Use it once a day.
Please gargle after doing it.
ボタンを押しながら吸入してください。
1日1回です。終わったらうがいをしてください。

使いやすいフレーズ

薬にまつわる用語は巻末資料 P272 で紹介しています。
入れ替えて使ってみましょう。

Apply this cream / ointment to the affected area.
このクリーム / 軟膏を患部に塗ってください。

Column 1

プライバシーへの配慮はより慎重に

外国人医療で大切なことは、文化の理解とプライバシーの尊重です。日本の病院では、診察室内に看護師やほかの医療スタッフが出たり入ったりするのは普通の光景ですが、医師と２人で話している空間にほかのスタッフが断りもせず入ってくることにショックを受ける文化もあります。プライバシーの配慮には十分注意するようにしましょう。

また、医療制度の違いから、「医療は自分で納得して買う」といった感覚を持つ国もあるので、インフルエンザの予防接種にしても、何の株に効くのか、効果はどれくらいかなど、普段はあまり聞かれないような質問が出てきます。検査の必要性を説明してほしい、すぐに退院できないかなど、慣れない質問に大変だと感じることがあるかもしれません。文化や風習が違うことを念頭に置いて対応しましょう。

Chapter

2

入院生活時の対応

長い入院生活では、外国人患者さんの気持ちも沈みがちに……。そんな時こそ、笑顔と簡単な会話でもかまわないので、英語でコミュニケーションをとりながら、相手の気持ちを理解しようとする姿勢を示すことが大事です。

Situation 1

入院手続き①事務書類の案内

CASE 1　事務書類記入の手伝いをする

Is this the admission counter? I'm scheduled to be hospitalized.
入院受付はここですか？ 入院の予定があります。

Yes, please have a seat. These are the documents that you need to fill out.
はい、どうぞお掛けください。記入していただきたい書類があります。

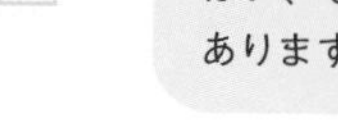

OK. Let me see.
わかりました。どれどれ。

This is a hospital admission application. And this is a declaration form.
こちらが入院申込書。そして、こちらが宣誓書です。

Oh good! It's written in English!
ああよかった！ 英語で書かれているのですね！

入院誓約書などは法的効力を持つためとても重要です。英文のものがあるといいでしょう。通常、印鑑ではなくサインのみでも OK。

2_01

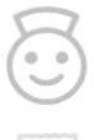

Please read carefully and sign here and here.
しっかり読んで、ここことここにサインをください。

Should I do this now?
今、記入しないといけないですか？

Please take your time reading them at home. Don't forget to bring them on the day of admission.
ご自宅でゆっくり読んでください。入院当日に忘れずに持って来てくださいね。

使いやすいフレーズ

Call this number if you have any questions.
わからないことがあれば、この番号にお電話ください。

Bring your travel insurance documents.
旅行保険書類を持って来てください。

Situation

2 入院手続き②
緊急連絡先の確認

CASE 1 緊急連絡先の記入をしてもらう

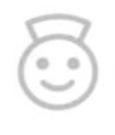

Let me check your application form. You have forgotten the date here.
申込み用紙を確認させてください。
ここの日付を忘れていますよ。

Is today's date OK?
今日の日付でいいですか？

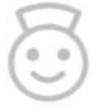

Yes. Today is July 13th. You only wrote one emergency contact. We need two.
はい。今日は7月13日です。緊急連絡先を1人しか書いていませんね。2人書いてください。

Ohh yes. I wanted to ask you about that. My family is in the States, so I didn't know if I should write their names.
ああ、そうだ。それを聞こうと思っていたんです。家族はアメリカにいるので、彼らを書いていいのかどうかわからなくて。

緊急連絡先を記入する書類は事前にお渡ししますよね。入院時には記入漏れがないかしっかり確認することが大事です。

2_02

This one is my cousin who lives in Tokyo. He'll take care of me if something happens.
こっちは東京に住んでいる従兄弟なので、何かあれば彼が対応してくれます。

I understand, but we need their contact information, also.
そうなんですね、でも、家族の連絡先も書いておいてください。

Column

緊急連絡先が海外の場合、メールアドレスを一緒に書いてもらうといいでしょう。話し慣れない英語の電話対応は難しいものです。メールであれば、発音が通じないということもないので、相手に伝わりやすくなりますし、自分も余裕を持って対応できます。

Situation

3 自己負担の案内

CASE 1 衣類レンタル・個室の利用確認

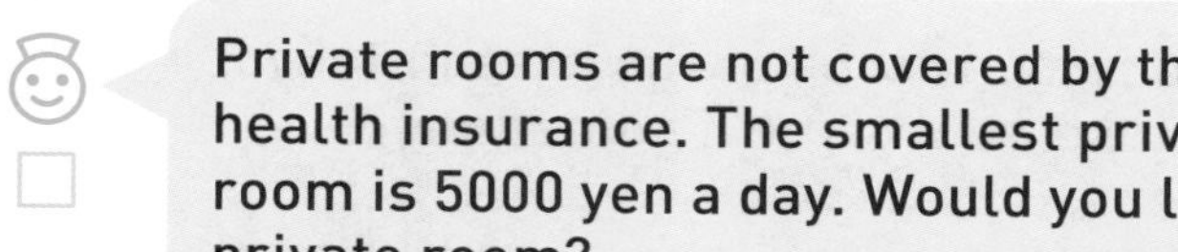

Private rooms are not covered by the health insurance. The smallest private room is 5000 yen a day. Would you like a private room?
個室は保険が適応されません。1番小さな個室で1日5000円です。個室を希望されますか？

How much is a shared room?
大部屋はいくらですか？

There is no charge for shared rooms.
大部屋は無料です。

How many people are there in one room?
何人部屋ですか？

There are 4 beds in a room.
4人部屋です。

日本の健康保険に加入していても、保険でカバーされるものと自己負担になるものがあります。事前に説明しておくといいでしょう。

2_03

I want the smallest private room, please.
1番小さな個室でお願いします。

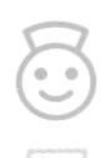

Would you like to rent hospital clothing? It is also at your own expense.
病衣はレンタルしますか？ こちらも自己負担となります。

I'll bring my own clothes.
自分の服を持って来ます。

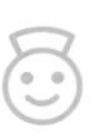

We don't provide laundry service. You'll have to ask your family or do it on your own.
洗濯サービスは行っていません。
ご家族に頼むか、ご自身でお願いします。

That's OK.
それは大丈夫です。

4 入院準備

CASE 1 入院時の持ち物を案内する

□

You'll need to pay a hospital deposit on the day of admission. The deposit will be subtracted from your payment on the day of discharge.
入院時に保証金をお支払いいただきます。保証金は退院時に精算します。

I understand.
わかりました。

□

If you are taking medicine, bring it with you.
何かお薬を飲んでいるなら、持って来てください。

I will.
そうします。

入院案内のしおりが日本語のものしか置いていない場合、入院時・入院中に必要になるものを英語で案内する必要がありますね。

2_04

You also need things like soap, a toothbrush, shampoo, and tissues. And things like towels and pajamas as well.

石鹸や歯ブラシ、シャンプー、ティッシュなどもご準備ください。あと、タオル類やパジャマもお願いします。

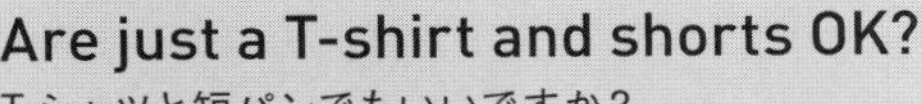

Are just a T-shirt and shorts OK?

Tシャツと短パンでもいいですか？

As long as you're comfortable. Bring comfortable shoes or slippers, too.

楽なものでしたら。履きやすい靴かスリッパもお持ちください。

There are many things I have to pack!

準備しないといけないものが多いですね！

Yes. Please come to the reception counter on the day of admission.

そうなんです。入院当日は、受付までお越しください。

Situation

5 アナムネ聴取

CASE 1 アナムネ用紙の記入をする

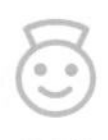

Let me ask you about your life before you were hospitalized. What time do you usually wake up?
入院前の生活について伺います。だいたい何時に起きますか？

Around 7.
7 時ごろです。

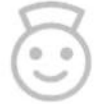

What time do you go to bed?
何時に寝ますか？

Around midnight.
0 時ごろです。

Do you smoke?
タバコは吸いますか？

I quit 10 years ago.
10 年前に止めました。

普段口にしているアナムネはドイツ語由来の医療用語です。前章の問診表記入のフレーズ（P35）をここで応用してみましょう。

2_05

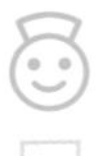

Do you drink alcohol? If so, what kind and how much do you drink a day?
お酒は飲みますか？ 飲む場合、何を1日にどれくらい飲みますか？

I drink beer every day. A 500ml can.
ビールを毎日飲みます。500ml缶です。

Do you have any problems sleeping?
睡眠に問題はありますか？

I usually sleep well.
いつもはよく眠れます。

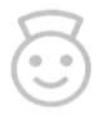

OK, let's move onto your medical history. Tell me about your current disease history.
では既往歴の質問に移りますね。
まずは、現状の病歴についてお聞きします。

Situation

6 入院生活の案内

CASE 1 1日のスケジュールを説明する

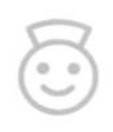

Your room is 205.
あなたの部屋は205号室です。

□

How late may I stay up?
どれくらい遅くまで起きていていいですか？

Lights go out at 9 p.m.
消灯は9時です。

□

That's early, isn't it?
それって早くないですか？

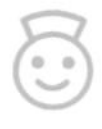

Patients need to get enough rest.
患者さんは十分な休息が必要ですので。

□

You're right.
I'll need to rest after the surgery, too.
そうですね。私も術後は休息が必要になるでしょうね。

病院生活の1日のスケジュールは国によって大きく異なるもの。日本の病院における1日の流れを大まかに説明しておきましょう。

2_06

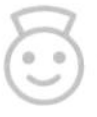

You will. And the wake-up time is 6 a.m. Breakfast is served at 7, lunch is at 12, and dinner is at 6.
そうですね。起床は 6 時です。
朝食は 7 時、昼食は 12 時、夕食は 6 時です。

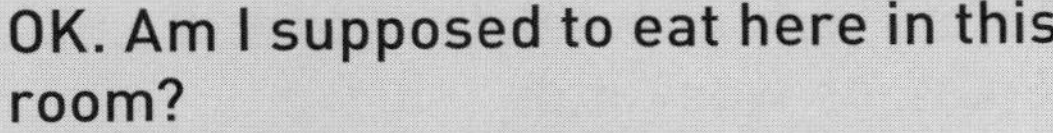

OK. Am I supposed to eat here in this room?
わかりました。この部屋で食事を取るのですか？

Yes, we'll bring your meal here. Keep in mind that the doctor's rounds are usually in the morning.
はい、お部屋にお食事をお持ちします。
医師の回診はたいてい午前中にあるのをお忘れなく。

I'll keep that in mind.
覚えておきます。

Situation

7 面会の案内

CASE 1 一般的な面会時間の案内をする

What were your visiting hours, again? My friend wants to visit me this weekend.
面会時間は何時でしたっけ？ 友人がこの週末に面会に来たいそうで。

□ **Visitors are allowed to come between 2 and 7 p.m. on weekdays, and 10 a.m. and 7 p.m. on weekends.**
面会は平日なら午後2時から7時、週末は午前10時から午後7時です。

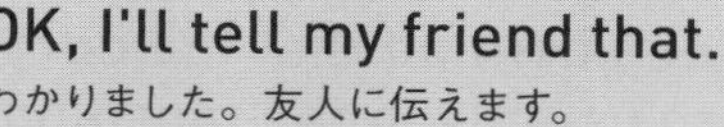

OK, I'll tell my friend that.
わかりました。友人に伝えます。

□ **Tell them to drop by the nurses' station to fill in a visitor's record. And we only allow 2 people at a time.**
ナースステーションに寄って、面会記録に記入するように伝えてくださいね。あと一度に2名まででお願いします。

通常の面会ができる場合の案内と、面会をお断りする場合の言い方を覚えておきましょう。この2つを覚えておけば安心ですね！

🔊 2_07

CASE 2 面会をお断りする

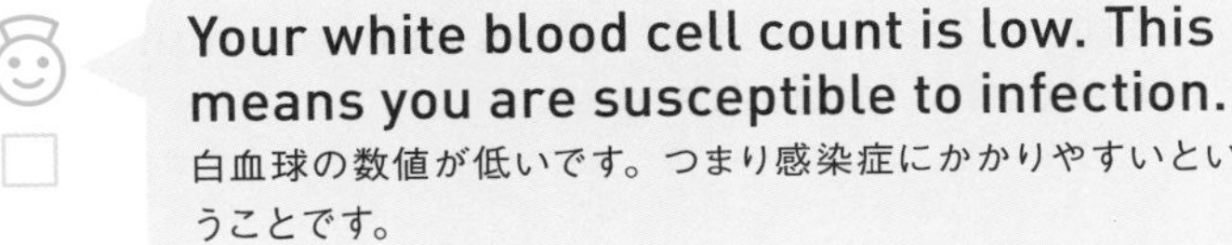

Your white blood cell count is low. This means you are susceptible to infection.
白血球の数値が低いです。つまり感染症にかかりやすいということです。

I should wear a mask all the time.
いつもマスクをしていた方がいいですね。

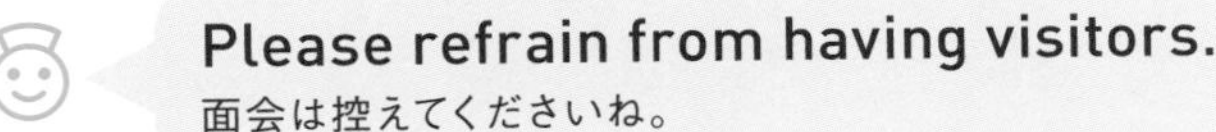

I'll text my friends not to come.
友達に来ないようメールします。

使いやすいフレーズ

We may ask you to refrain from having visitors depending on your condition.
体調によっては面会をご遠慮いただく場合があります。

Situation

8 食事内容を確認

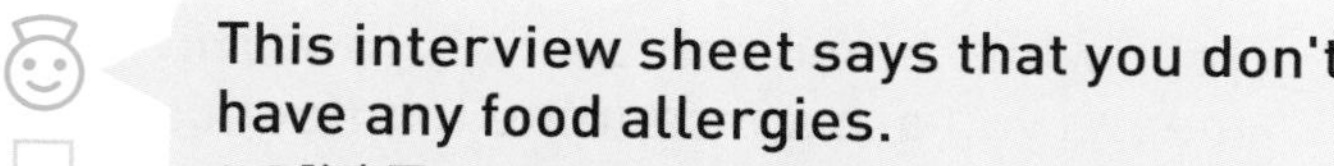

This interview sheet says that you don't have any food allergies.
この診察票によりますと、食べ物のアレルギーはないですね。

That is correct.
その通りです。

Is there anything that you can't eat?
何か食べられないものはありますか？

I don't eat beef or pork for religious reasons.
宗教上の理由で牛肉と豚肉は食べません。

I see. Anything else?
そうですか。ほかには？

I don't eat raw fish, either.
生の魚も食べませんね。

衛生面の理由から持ち込み食を禁止している病院もあれば、間食行為そのものを基本的に禁止している病院もあります。

2_08

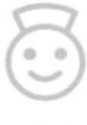

OK.
わかりました。

May I ask my family to bring food?
家族に食事を持って来てもらうようお願いしてもいいですか？

We ask you not to bring homemade food. And you need to ask your doctor if you can eat food other than hospital meals.
家庭で作った食事の持ち込みは遠慮していただいています。それに、病院食以外を摂取していいか、先生に確認する必要があります。

Japan is always so strict. I hope the hospital meals suit my taste.
日本はいつもとても厳しいですね。
病院の食事が口に合えばいいんですけど。

Let us know if you can't eat hospital meals.
もし病院の食事が食べられなかったらお知らせください。

Situation

9 トイレ・浴室の案内

CASE 1 自力で行ける患者さんへの対応

□

Do you think you can go to the bathroom alone with the crutches?
松葉杖を使えばひとりでトイレに行けそうですか？

Yes. I used them before when I broke my foot.
はい。以前足を折った時に松葉杖は使ったことがあります。

□

I see. Then use the bathroom across the hall.
そうですか。では、部屋の向かいのトイレを使用してください。

□

If you want to take a shower, let me know. I'll set up the shower chair for you.
もしシャワーを利用したい時は教えてください。シャワーチェアを準備します。

Can I take a shower anytime?
シャワーはいつ浴びてもいいのですか？

排泄やシャワーも患者さんの状態によっては介助が必要な場合がありますね。患者さんに合わせた支援ができるようになりましょう。

2_09

Anytime if the shower room is available.
空いていればいつでも使用できます。

That's good to know.
それはいいですね。

There is a timetable sheet on the door. Write your name at the time you want to take a shower.
ドアに時間割の表があります。
シャワーを使いたい時間に名前を記入してください。

Column

「トイレ」の言い方は国によって異なります。アメリカ英語でスタンダードなのは bathroom ですが、restroom, washroom, lavatory といった表現も使われています。イギリス英語で使われる toilet は、アメリカ英語だと「便器」そのものを意味します。

Situation

10 ベッド周囲設備の説明

CASE 1 ベッド周囲の設備を説明する

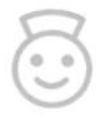

□

This is your room. Please use this locker for your clothes.
こちらがあなたのお部屋です。このロッカーに着替えを入れてください。

Nice. The room is bigger than I expected.
いいですね。思っていたより広いです。

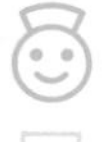

□

You can use this refrigerator for free. For the TV, you need to buy a prepaid card.
この冷蔵庫は無料でお使いいただけます。
テレビを見るにはプリペイドカードを買う必要があります。

I don't watch TV. All the programs are in Japanese.
テレビは見ません。すべて日本語なので。

会話の場面は個室を利用している外国人患者さんに対しての説明ですが、大部屋使用時にも応用して活用できますよ。

2_10

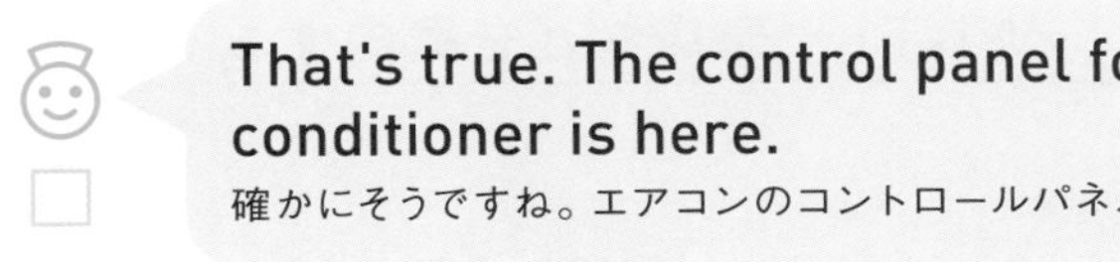

That's true. The control panel for the air conditioner is here.
確かにそうですね。エアコンのコントロールパネルはここです。

This is a call button. If you need any help, just press it.
こちらがナースコールです。必要な時に押してください。

OK. But no shower in this room?
はい。でも、この部屋にはシャワーがないんですか？

I'll show you where it is and how to use it later.
あとで場所と使い方を説明しますね。

使いやすいフレーズ

Turn on the light with this switch.
電気はこのスイッチでつけてください。

Please keep your valuables in the security box.
貴重品はセキュリティーボックスに入れてください。

Situation

11 院内設備を案内

CASE 1 Wi-Fiや売店などを案内する

This is the nurses' station, and the visiting room is over there.
ここがナースステーションで、面会室はあちらです。

A water dispenser is in the visiting room. You can use it for free.
面会室にはウォーターサーバーがあります。無料で使えますよ。

Can I use the Internet here?
ネットは使えますか？

Yes. The password is posted on the wall.
はい。パスワードはこちらの壁に書いてあります。

Can I buy beverages or snacks somewhere?
飲み物や食べ物はどこかで買えますか？

総合病院や大学病院などでは、売店やコンビニが併設されていることが多いですよね。病院内の主要な設備を案内してみましょう。

2_11

There is a hospital shop on the first floor. You can also buy drinks from the vending machine in the visiting room.
1階に売店があります。
飲み物でしたら、面会室の自動販売機でも買えますよ。

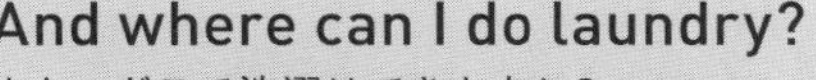

And where can I do laundry?
あと、どこで洗濯はできますか？

There is a laundry room at the end of the corridor. It doesn't give change, so please use the exact amount.
この廊下の突き当たりに洗濯室があります。
おつりが出ないので、ピッタリの金額でお支払いください。

I need to break my bills into coins.
お札を小銭に崩しておかなきゃ。

Situation 12

検温ラウンド①
検温・吸引

CASE 1　検温と吸引をする

Good morning. I'm your nurse today.
おはようございます。本日担当させていただきます。

Good morning.
おはようございます。

Let me take your vitals.
バイタルを測りますね。

Please do.
どうぞ。

Your vitals seem to be good.
Let me listen to your chest.
Can you cough up phlegm?
バイタルはよいみたいですね。
胸の音を聞かせてください。痰は出せますか？

ナースのルーチンワークの検温。vitals という単語を使えば、体温や脈拍、血圧を測ることのすべてをカバーできます。

2_12

～患者が痰を出そうとする～

No, I can't. It hurts when I cough.
無理です。咳をすると痛くて。

I'll remove your phlegm by inserting a tube.
管を入れて痰を吸引しますね。

No, please don't.
It was painful last time.
嫌です、止めてください。前回苦しかったので。

I know. But it's important to prevent pneumonia.
わかります。でも、肺炎予防に重要なんです。

Fine. Please make it quick.
わかりました。さっとやってください。

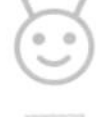

Please be patient for a while.
少しの間我慢してくださいね。

Situation 13

検温ラウンド② 排泄・睡眠

CASE 1　排泄・睡眠のチェックをする

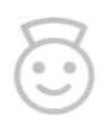

I'm Ms. Yamada.
I'll be taking care of you today.
山田です。今日は私が担当します。

Nice to meet you.
よろしくお願いします。

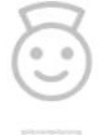

How are you feeling?
体調はいかがですか？

I'm feeling a little better than yesterday.
昨日より少し気分がいいです。

Did you sleep well last night?
昨夜はよく眠れましたか？

Yes, I did. The sleeping pill worked well.
はい、睡眠剤がよく効きました。

検温ラウンドでの排泄確認も毎日行う大事な業務の1つですね。いつもの会話は英語ではこんな感じになります。

🔊 2_13

Good. How many times did you have a bowel movement yesterday?
よかったです。昨日は、お通じは何回ありましたか？

Twice.
2回です。

How many times did you urinate?
お小水は何回ですか？

From what time?
何時からですか？

From midnight.
0時からです。

Then, maybe 6 times.
それなら多分6回です。

We'll ask this question every day. Please record it on this sheet.
この質問を毎日するので、この紙に書いておいてください。

Situation

14 検温ラウンド③ 疼痛・痛みの対処

CASE 1 疼痛・痛みに対応する

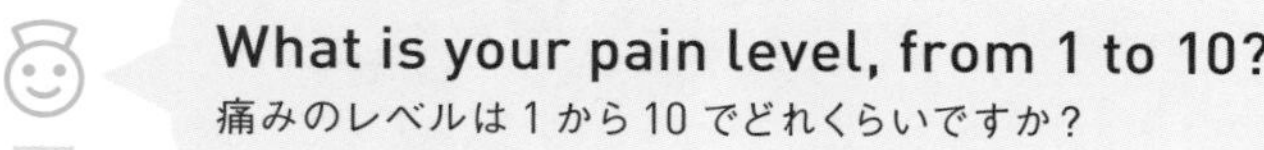

What is your pain level, from 1 to 10?
痛みのレベルは1から10でどれくらいですか？

It was a 7 during the night, and now it's a 6. It's not a sharp pain but a gnawing pain. I may need stronger painkillers.
夜の間は7で、今は6です。鋭い痛みではないですが、シクシク痛みます。もっと強い痛み止めが必要かもしれません。

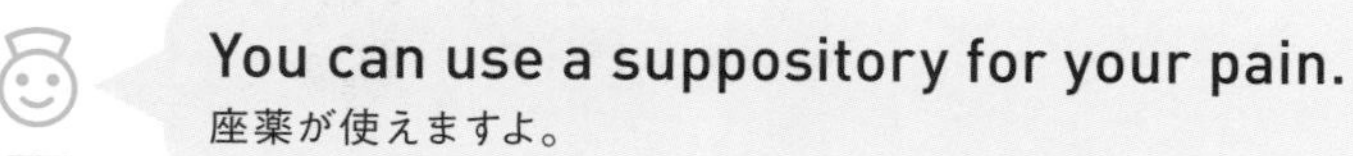

You can use a suppository for your pain.
座薬が使えますよ。

Suppository? Is there anything else? I don't want to use that.
座薬ですか？ ほかのものはありませんか？ 座薬は嫌です。

According to the doctor's instructions, your next option is a suppository.
先生の指示によると、次に使える薬は座薬なんです。

日本の医師はよく座薬の痛み止めを処方しますが、外国人患者さんには大変不評です。臨機応変に対応してあげるといいでしょう。

2_14

Well, I'll put up with the pain, then.
それなら、痛みを我慢します。

OK. Then I'll ask the doctor for another kind for you.
わかりました。それなら、先生にほかの薬があるか聞いてみます。

I'm sorry to bother you, but I'm only used to pills or liquid medicine.
困らせてすみません、でも慣れているのが錠剤かシロップ剤だけなんです。

使いやすいフレーズ

Where does it hurt?
どこが痛みますか？

Can you describe the pain?
どういう痛みですか？

Don't hesitate to tell me if you can't stand the pain.
我慢できない痛みの時は、遠慮せずに言ってください。

Situation 15

ナースコール対応

CASE 1 鳴っているナースコールに対応する

～ナースコールが鳴っています～

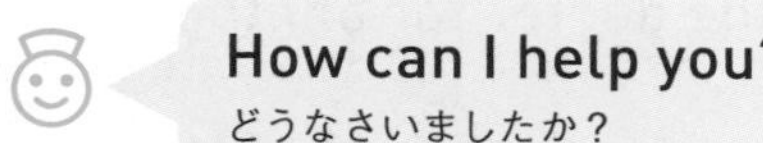

How can I help you?
どうなさいましたか？

I feel dizzy. The ceiling is swirling.
めまいがします。天井が回っています。

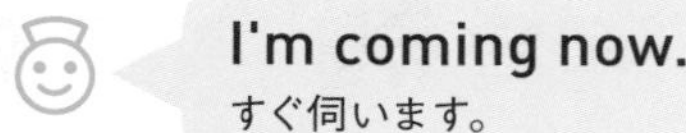

I'm coming now.
すぐ伺います。

～ナースコールが鳴りました～

How can I help you?
どうされましたか？

I vomited.
吐いてしまいました。

I'll be right there.
すぐに行きます。

鳴り止まないナースコールにクタクタの日々ですよね。そんな時も白衣の天使であることを思い出して、笑顔で頑張りましょう！

2_15

～ナースコールがまた鳴りました～

How can I help you?
どうなさいましたか？

Could you close the curtain, please?
カーテンを閉めてもらえませんか？

Please wait a minute.
I'll be there in a moment.
少々お待ちください。すぐに行きますので。

～訪室後～

I'm sorry to have kept you waiting.
お待たせして申し訳ございませんでした。

Column

退室時の「失礼します」という挨拶、実は英語で相応するフレーズがありません。「I'm going now. 行きますね。」「I'll come back later. また来ますね。」などということもできますが、「Call me anytime if you need help. 何かあったらいつでも呼んでくださいね。」といって出て行くのもよいでしょう。

Situation

16 ベッド上の排泄支援

CASE 1　ベッド上の排泄の支援をする

What if I wanna go to the bathroom?
もしトイレに行きたくなったらどうすればいいですか？

□ **You can't get up to go to the bathroom. Please call us so we can help you.**
起きてトイレには行けません。
お手伝いしますので、呼んでください。

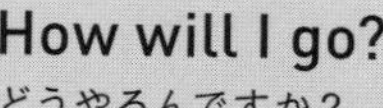

How will I go?
どうやるんですか？

□ **We will bring you a urinal. We'll help you do it from the bed.**
尿器をお持ちします。ベッド上で済ませるのをお手伝いします。

I don't have a choice. Wait, what if I wanna have a bowel movement?
仕方ないですね。待ってください、もし便がしたくなったら？

排泄は人間の基本的欲求の1つです。プライバシー重視の外国人患者さんですから、より遠慮や羞恥心に配慮してあげましょう。

2_16

You still have to do it while in bed.
You'll use a bed pan.
その場合でもベッド上でします。差し込み便器を使います。

Oh, that's so embarrassing.
ああ、すごく恥ずかしいですね。

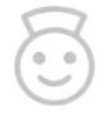

Don't worry. We are used to it.
心配しないでください。慣れていますから。

～排泄後～

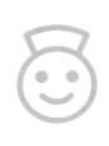

I'll clean your body right now.
すぐに体をきれいにしますね。

Chapter 2 入院生活時の対応

使いやすいフレーズ

Can you lift up your buttocks?
I'll put this bed pan underneath you.
お尻を上げられますか？下に差し込み便器を入れます。

Please hold this urinal.
この尿器を持ってください。

Situation

17 車椅子の移乗支援

CASE 1 患者を車椅子に移乗させる

I need to go to the bathroom.
トイレに行きたいです。

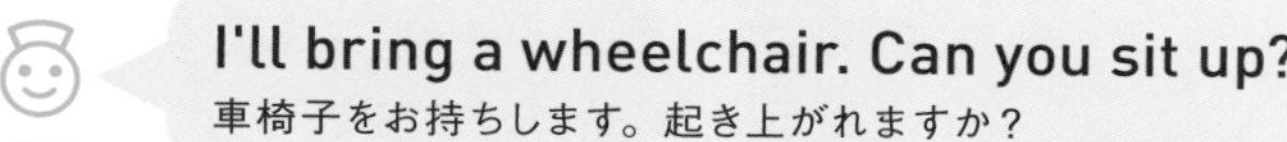

I'll bring a wheelchair. Can you sit up?
車椅子をお持ちします。起き上がれますか？

I will try... ouch!
やってみます…痛い！

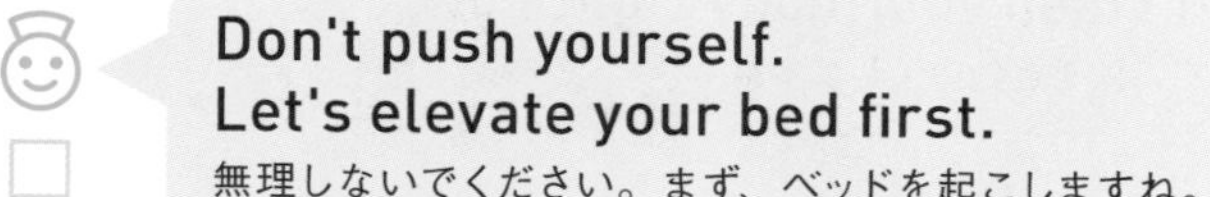

Don't push yourself.
Let's elevate your bed first.
無理しないでください。まず、ベッドを起こしますね。

Thanks, I can get up from here.
ありがとう、ここからは自分で起きられます。

日本人なら説明なしでも「いち、にの」といえば「さん」で患者さんは立ちますね。外国人患者さんには先に流れを説明しましょう。

🔊 2_17

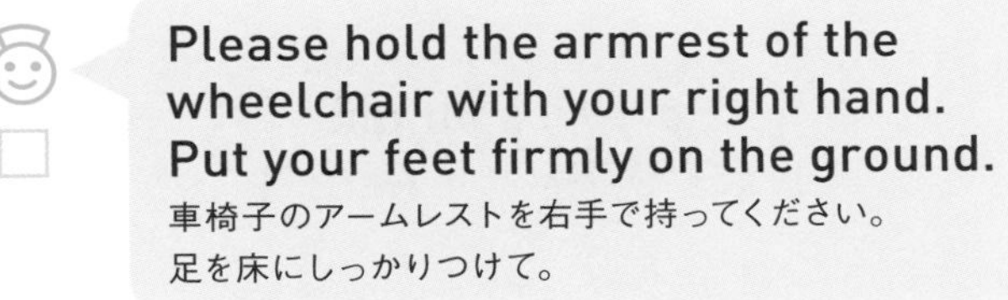

Please hold the armrest of the wheelchair with your right hand. Put your feet firmly on the ground.
車椅子のアームレストを右手で持ってください。
足を床にしっかりつけて。

I'll count to 3 and then please stand up. OK?
3まで数えますので、そのあとに立ってください。いいですね？

Yes.
はい。

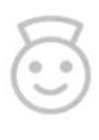

One, two, three!
いち、にの、さん！

Situation

18 着替えの介助

CASE 1 麻痺のある患者の着替えを支援する

Sorry, I spilt milk.
すみません、牛乳をこぼしました。

I'll help you change your clothes.
着替えを手伝いますね。

I'm sorry.
すみません。

Don't be sorry. Let's start with the top. Can you unbutton it by yourself?
謝らないで大丈夫ですよ。上着から着替えましょう。
ボタンは自分で外せますか？

I will try.
やってみます。

You did great!
うまくできましたね！

半身麻痺のある外国人患者さんの着替えを支援する場面です。できることは患者さんに行ってもらうのもリハビリになります。

2_18

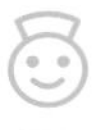

We'll take off your clothes from the arm you can move. Can you bend your elbow a little?

動く方の腕から脱ぎますよ。肘を少し曲げられますか？

～服を脱ぎ終わる～

Now, let's put on clothes from the arm you can't move.

では、動かない方の腕から服を着ましょう。

So, when I put on a shirt I should start from my bad arm...
It's kind of confusing, isn't it?

服を着る時は悪い方の腕からで…。ややこしいですね。

You'll get the hang of it soon.

すぐにコツがつかめますよ。

Situation 19

患者の要望に対応① 部屋移動

CASE 1 部屋移動の希望に対応する

Excuse me. Can I move to another room?
すみません。別の部屋に移れますか？

Is something wrong?
何か問題ですか？

I can't sleep because of the snoring.
イビキで眠れないんです。

Do you want to request a private room?
個室に移動したいですか？

No. Room 502 seems to be open.
いいえ。502 号室が空いているようですが。

I'll check the availability of the room.
部屋の空き具合を確認しますね。

外国人患者さんのなかでも要望が多いのが騒音問題への対処。お互いさまの部分もあり、大部屋での音の問題は対処が難しいですね。

2_19

That would be great.
そうしてもらえるとありがたいです。

But we assign rooms based on several reasons so we may not be able to fulfill your request.
ただ、色んな理由にもとづいて部屋を決めているので、ご希望に添えないかもしれません。

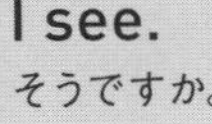

I see.
そうですか。

Let me confirm first if it's possible.
まず、可能かどうか確認しますね。

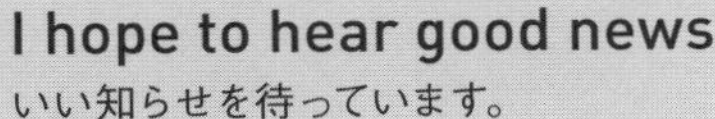

I hope to hear good news.
いい知らせを待っています。

Situation 20

患者の要望に対応②外泊願い

CASE 1　外泊・外出の希望に対応する

Excuse me. I have a question. Am I allowed to go home once and come back the next day?
すみません。質問があります。一度家に帰って、翌日に戻って来ることはできますか？

You need to get the doctor's permission.
先生の許可が必要になります。

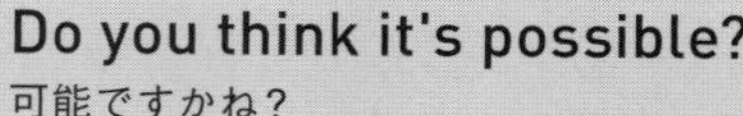

Do you think it's possible?
可能ですかね？

It could be. I'll ask the doctor. Just wait a minute.
可能かもしれません。先生に聞いてみますね。少し待っていてください。

Great.
ありがとう。

日本の入院期間は海外に比べ長いようです。入院のストレスや急な入院で家に一度帰りたいなど、外出外泊の要望も多いです。

🔊 2_20

～確認後～

You can go home for one night if your family is there.
ご家族と一緒なら一晩帰ってもいいですよ。

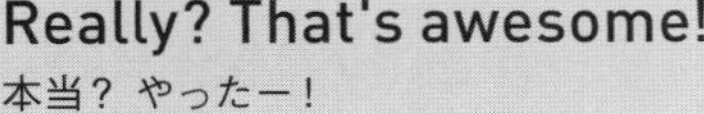

Really? That's awesome!
本当？ やったー！

I'll help you fill out this permission form. When do you want to go?
この許可書に記入するのをお手伝いしますね。
いつがいいですか？

This Friday would be good.
今週の金曜日がいいですね。

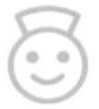

Make sure to come back the next day.
次の日には必ず戻って来てくださいね。

Situation

21 退院の説明

CASE 1　患者の退院時の対応

You had your stitches removed.
The doctor says that you can go home after tomorrow.
抜糸しましたね。
先生が明日以降に退院してもよいといっていましたよ。

Really! That's great to hear!
本当ですか？ それはよかった！

Yes. I'm happy, too.
Let's schedule your discharge.
はい。私もうれしいです。さっそく、退院日を決めましょう。

Yes!
そうしましょう！

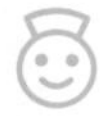

Please arrange for someone who can help you go home.
どなたか自宅に送ってくれる人を手配してください。

患者さんが安全に退院するところまでが病院の責任の範囲です。退院の許可が出たら、帰りの手段を確認してあげましょう。

2_21

Oh, do I have to ask for someone?
I think I can go home alone.
え？ 誰か頼まないとダメですか？ ひとりで帰れると思いますよ。

I'm worried that you might exert yourself too much.
ご自身で無理をなさらないかが、心配です。

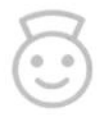

Either way, let us know what you decide.
Congratulations, anyway.
どちらにしても、決まったらお知らせくださいね。
とりあえずは、おめでとうございます。

Column

anyway は、ともかく・それはさておき、といった意味を持つフレーズです。話を終わらせる時や話題を変える時、話をまとめる時にも使用することができる便利なフレーズなので、覚えておくといいでしょう。口癖のように使う外国人患者さんもいます。

Situation

22 タクシーを手配

CASE 1　患者の帰宅用のタクシーを手配する

You are going to be discharged from the hospital this Thursday.
今週木曜日に退院ですね。

Yes, I'm so happy.
はい、すごくうれしいです。

How will you go home?
Will someone come to pick you up?
どのように帰りますか？ どなたか迎えに来ますか？

Well, actually I'm still thinking about it.
あの、実はどうしようかまだ考えています。

Oh, is there a problem?
あら、何か問題があるんですか？

退院時のタクシーの手配をする場面です。行き先の住所を紙に書いて渡せば、外国人患者さんのタクシー乗車時も安心ですね。

2_22

I mean, I could ask my cousin to pick me up, but I don't wanna bother him.
My apartment is not that far.
従兄弟に頼むことはできますが、面倒かけたくないですし。
アパートはそんな遠くないんです。

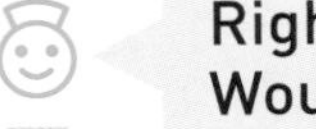

Right.
Would you like us to call a taxi for you?
なるほど。タクシーを呼びましょうか？

Could you do that?
That would be wonderful.
そうしていただけますか？ とても助かります。

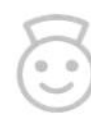

Of course.
もちろんです。

Column 2

誤解と混乱を招く!? YESとNO

「I don't have cancer? 私はガンではないですか?」さて、この質問に皆さんが「ガンではない」と答える場合、Yesと答えていませんか?

これは英語ネイティブにとって誤解を招く表現です。このYesは「You have cancer. あなたはガンである。」を意味します。英語での返答は「No, you don't have cancer. いいえ、ガンではないです。」になります。日本人は「はい、あなたのおっしゃる通りガンではないです」という相手の発言を肯定するYesを使いがち。一方で英語はガンでは「ない」という否定の事実をそのまま伝えます。

医療現場では、こういった混乱を防ぐためにも、質問は肯定文が基本です。

痛くないですか?は「Don't you have pain? 痛くはないですか?」ではなく、「Do you have pain?」と聞いてください。

Chapter

3

検査・手術・処置の対応

さまざまな病院で使える検査や手術、処置にまつわる場面をピックアップして紹介しています。特に身体検査関連の会話は、ほかの場面でも応用できるフレーズばかりです。検査や手術前は誰でも不安になります。その思いを取り除いてあげましょう。

Situation

1 健康診断の受付

CASE 1 診断書用紙を持参

Could you fill out a health certificate for my college?
大学に提出する健康診断書を書いていただきたいのですが。

Do you have the form?
用紙はお持ちですか？

Yes, here it is.
はい、これです。

The insurance doesn't cover the certificate and the checkup. Is that OK?
診断書の発行と診察は両方自費になります。よろしいですか？

Sure.
大丈夫です。

OK, then please have a seat and wait your turn.
では、おかけになって順番をお待ちください。

受付に健康診断書が必要な外国人患者さんがやってきました。簡単な英語で対応してみましょう。

CASE 2　指定の用紙がない場合

I'd like to get a health checkup and a doctor's note for my work.
職場に出す診断書がほしいので健康診断を受けたいです。

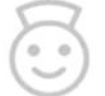

Can I see your form?
用紙を見せていただけますか？

Actually, I don't have one.
実は、用紙は持っていません。

What kind of doctor's note do you need?
どんな診断書が必要ですか？

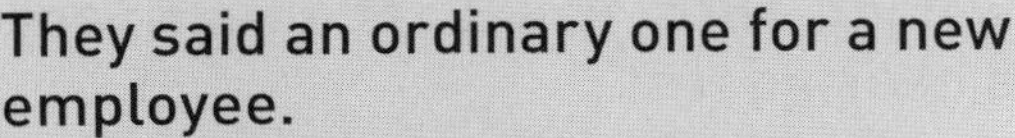

They said an ordinary one for a new employee.
新規雇用者用の一般的なものといわれました。

OK. We'll use a standard form.
では（法定の）一般的な用紙を使いますね。

Situation

2 健康診断の流れ

CASE 1 一般的な健康診断の流れ

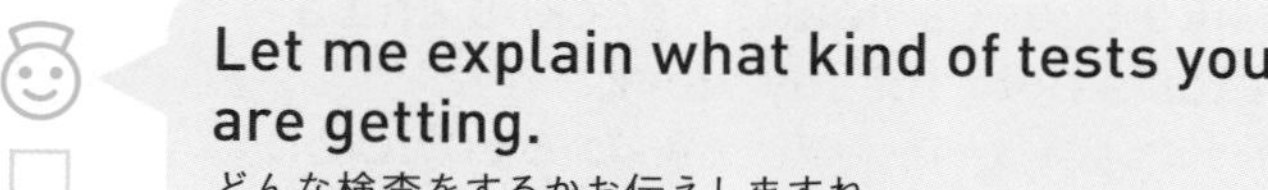

Let me explain what kind of tests you are getting.
どんな検査をするかお伝えしますね。

I hope they are not painful.
痛くないといいな。

The blood test may be a little painful, but the other tests won't be.
採血はちょっと痛いかと思いますが、ほかの検査は痛くないですよ。

First, we'll measure your height and weight. Then, you'll get a vision and a hearing test.
まず身長と体重を測ります。
それから視力と聴力を検査します。

OK.
はい。

国によっては定期的な健康診断がないことも。何をされるかわからない検査で不安な外国人患者さんに流れを説明しましょう。

3_02

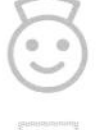

After that, we'll do a blood test, a urine test, an electrocardiogram, and a chest X-ray.
その後、血液検査、尿検査、心電図検査を行い、最後に胸部レントゲンを撮ります。

That's it?
それだけですか？

Yes. Do you have any questions?
はい。質問はありますか？

No, I'm relieved.
いいえ、ホッとしました。

使いやすいフレーズ

a vision test / an eye test
視力検査

gynecologic examination
婦人科検診

Situation

3 身体測定

CASE 1 身長測定

Let's see how tall you are.
身長を測りましょう。

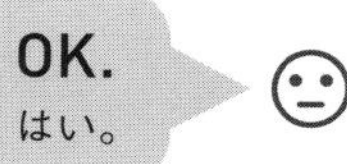

OK.
はい。

Take off your shoes and step up here, please. Tuck in your chin and stay still.
靴を脱いで、この上に乗ってください。アゴを引いて、動かないで。

You are 165 cm tall.
身長 165 cm です。

I'll check your weight next. Please come here.
今度は体重を量ります。こちらにどうぞ。

身長・体重測定は健康診断の基本項目。栄養指導や、麻酔の量にも関係してくるのでしっかりと説明をできるようにしましょう。

3_03

CASE 2　身長と同時に体重測定

Please take your shoes off and step on this scale here.
I'll measure your height and weight.
お手数ですが、靴を脱いでこちらの体重計に乗ってください。
身長と体重を測ります。

Your weight is 58 kg.
58 kg ですね。

Wow! I've gained 3 kg!
わあ、3 キロも増えている！

I'll subtract 1 kg from your weight for the clothes.
洋服の分1kg 引きますね。

OK, but still 2 kg!
それでも2キロ増えています！

Situation

4 視力検査

CASE 1 視力測定

Let's do the vision test now.
Do you usually wear glasses or contact lenses?
これから視力を測定しましょう。普段眼鏡やコンタクトを使っていますか？

No, but my vision has been getting worse.
いいえ、でも視力が落ちてきています。

Please stand here and cover your left eye with this. Where is the gap in the ring? Tell me up, down, left, or right.
こちらに立って、これで左目を覆ってください。輪が欠けているのはどこですか？ 上下左右でいってください。

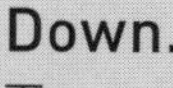

Down.

下。

英語圏では、視力検査はアルファベットを読んでもらうことが一般的。日本の方式に戸惑わないよう簡単に英語で説明しましょう。

3_04

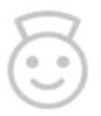

OK, how about this?
では、これは？

Well, I can't see it well. Maybe... up?
よく見えません。多分、上かな？

OK. Now, we'll check your left eye.
はい。では今度は左目を測定します。

使いやすいフレーズ

器械式で測定する際の便利なフレーズも覚えておきましょう。

Look into the machine.
器械を覗いてください。

Move the lever in the direction of the opening.
レバーを（輪の）欠けている方向に動かしてください。

Situation

5 聴力検査

CASE 1 聴力測定

Now, we're going to do the hearing test.
今から聴力を検査します。

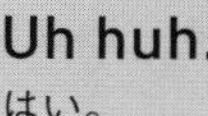

Uh huh.
はい。

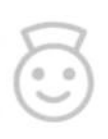

If you use hearing aids, please remove them.
補聴器をつけていたら外してください。

I don't use them.
補聴器は使っていません。

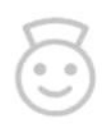

Do you have any problems with your hearing?
聴力に問題はありますか？

audiometry 聴力検査は日本語でもオージオ（メーター）といいますが、簡単な hearing test という単語でも OK です。

3_05

Sometimes yes. As I'm getting older, I have trouble hearing high-pitched sounds.
時々あります。年を取るにつれて高音が聞き取りづらくなっています。

OK. Put these headphones on, please. When you hear a sound, press this button. Release the button when the sound stops.
では、このヘッドホンをつけてください。音が聞こえたらこのボタンを押してください。音が止んだらボタンを離してください。

I got it.
わかりました。

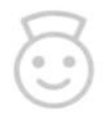

Let's start with your right ear.
右耳から始めましょう。

Situation

6 血液検査

CASE 1 採血

Have you ever felt sick during a blood test?
採血で気分が悪くなったことはありますか？

No, but I don't like the sight of blood.
いえ、でも血を見るのは苦手です。

Do you want to lie down just in case?
念のため横になりますか？

It's OK. It'll be quick, right?
大丈夫です。すぐ終わりますよね？

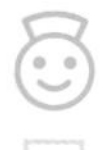

Yes. Are you allergic to alcohol disinfectants?
はい。アルコール消毒にアレルギーはありますか？

黙って採血をされることが多い日本人と違って、疼痛へのリアクションが大きい方もいます。驚かず、焦らず対応しましょう。

3_06

No.
大丈夫です。

Put your arm here and make a fist with your thumb in it.
ここに腕を乗せて、親指を中にして手を握ってください。

I'll disinfect the area. You may feel a little prick.
消毒しますね。ちょっとチクッとしますよ。

Aww! Ouch! Wow!
ああ！ 痛い！ うわあ！

We are almost done. OK. Press down here for a minute or two.
もう終わりますよ。はい、ここを1、2分押さえてください。

Situation

7 尿検査

CASE 1　一般的な尿検査

Please use this cup for a urine sample.
このカップに尿を取って来てください。

How much do you need?
どれくらい必要ですか？

Fill it to the second line from the bottom. We need your midstream urine.
下から２番目の線まで取ってください。中間尿をお願いします。

Midstream urine?
中間尿ですか？

Start collecting your urine after releasing a little in the toilet.
先にお小水を少しトイレに出してから取り始めてください。

尿検査は urine test といいます。ユリンとカタカナ発音だと通じないので、R の発音に気をつけて練習してみましょう。

🔊 3_07

What should I do with this after I'm done?
取ったらどうすればいいですか？

There is a small window in the bathroom. Leave it in front of it.
トイレの中に小さな窓があるので、そこの前に置いてください。

When you are done, wait in the waiting room until your name is called.
終わりましたら、お名前が呼ばれるまで待合室でお待ちください。

Column

urine は尿・お小水の意味です。カジュアルな会話では pee（ピー）ということもありますが、直接的すぎる表現なので、医療者として適切な言い方を覚えましょう。日本語でも直接的な表現を避け、大や小という言葉を使いますが、英語でも同じような感覚で排尿を No.1, 排便を No.2 と言い表します。ちなみに小児には、排便・便は poop（プープ）、排尿・尿は pee を使いましょう。

Situation

8 X線検査

CASE 1 胸部レントゲン

□ We are going to do an X-ray of your chest. Please change into this gown.
胸のレントゲンを撮ります。この検査着に着替えてください。

□ Is there any possibility of pregnancy?
現在、妊娠はしていませんか？

No. There isn't.
いいえ。その可能性はないです。

□ Take off your necklace, and bra as well if it has hooks or wires.
ネックレスや、下着にホックやワイヤーがあれば外してください。

□ Stand here and put your chest on this board. Put your wrists on your waist like this.
ここに立って胸をこの板につけてください。手首をこのように腰につけてください。

英語は喉の奥から発声する言語です。撮影時は大きな声ではっきり合図をすると通じやすいです。

3_08

OK, then. Stay still and hold your breath.
では、動かないで、息を止めてください。

Now relax. You did well.
はい、楽にしてください。お疲れ様でした。

～撮りなおす場合～

I'm sorry, your hair was in the way. Use this hair tie to put it up. Let's try again.
すみません、髪の毛が邪魔でした。このヘアゴムを使って髪を上げてください。もう一回やりましょう。

使いやすいフレーズ

患者さんを直接触って動かす時に便利なフレーズを紹介します。体のパーツを表す（ ）内の単語を入れ換えて使ってもOK。言葉で説明しにくい時にはあなたがやって見せるとよいです。

Let me position your (arms).
私が（腕）を動かしますね。

Do it like this.
こうやってください。

Situation 9

心電図検査①基本の心電図

CASE 1　基本の心電図検査

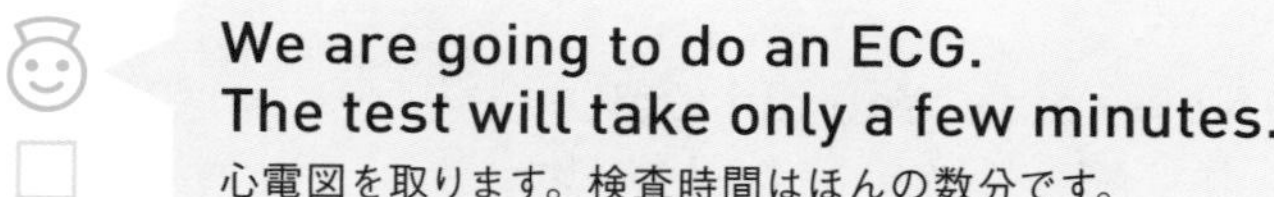

We are going to do an ECG.
The test will take only a few minutes.
心電図を取ります。検査時間はほんの数分です。

Should I take off my clothes?
服は脱ぎますか？

No need. Just lift up your shirt and lie down here, please.
大丈夫です。シャツだけまくって、ここに横になってください。

I'm going to attach these electrodes to your chest, wrists, and ankles.
胸と両手首、両足首に電極をつけますね。

Wow! It's a bit cold!
わぁ！ 少し冷たいですね！

I'm sorry. Just relax and stay still.
すみません。力を抜いてじっとしていてください。

まずは基本の心電図の英語表現をマスターしましょう。体の露出をともなうので、プライバシーに配慮して。

3_09

We are done.
終わりましたよ。

Are there any problems?
何か問題ありますか？

The doctor will answer that question. Please wait at the waiting room for your name to be called.
その質問には先生から回答します。
待合室でお名前が呼ばれるのをお待ちください。

Column

心電図は electrocardiogram（エレクトロカーディオダイアグラム）、略して ECG。外国人患者さんなら、ECG をそのまま使って通じることも多いです。また「I'm going to attach these. これをつけます」といって電極を見せても OK です！

Situation 10

心電図検査② ホルター心電図

CASE 1 ホルター心電図検査

This device is waterproof. You can take a shower with it. It might be a little itchy but don't take the electrodes off.
この器械は防水になっています。つけたままシャワーに入れますよ。少し痒いかもしれませんが、電極は取らないでください。

Can I go jogging too?
ジョギングもして平気ですか？

You can carry on with your normal activities. Please record everything you do on this paper.
いつも通りの生活を続けて大丈夫です。すべての行動をこの紙に記録してください。

Everything? Like going to the bathroom or eating?
すべての行動ですか？ トイレに行くとか食べるとか？

ホルター心電図は Holter ECG といいます。
患者さんに電極をつけたら、自宅での注意事項を簡潔に伝えてみましょう。

3_10

Yes. Please write down when you get up in the morning, wash, eat, commute, exercise, shower, go to bed, etc.
はい。朝起きて、顔を洗う、食事する、通勤する、運動する、シャワーを浴びる、ベッドに入るなどです。

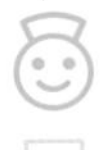

If you are a smoker, record when you smoke.
おタバコを吸うのでしたら、吸った時間も。

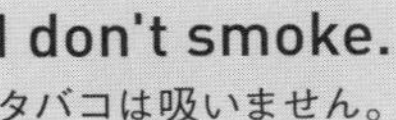

I don't smoke.
タバコは吸いません。

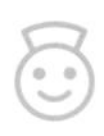

I see. When you have any symptoms, record them too. Come back tomorrow and we'll remove the device.
わかりました。何か症状があった時も記録してください。明日器械を外すので、また来てください。

Situation 11

心電図検査③ 負荷心電図

CASE 1 負荷心電図検査

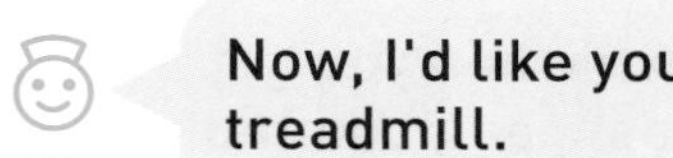

Now, I'd like you to walk on this treadmill.
今からこのトレッドミルの上を歩いていただきます。

The speed and the slope will increase every 3 minutes.
3 分毎にスピードと傾斜が上がります。

I don't know if I can keep up with the speed.
スピードについて行けるかな？

Don't worry. We adjust the speed according to the patient.
心配いりません。患者さんに合わせてスピードを調整しますので。

I see.
わかりました。

負荷心電図（stress ECG）トレッドミル法での英語表現も覚えておくと安心。基本の心電図の説明を応用して頑張って伝えてみましょう。

Let me know if you start having some symptoms.
何か症状が出始めたら教えてください。

I will.
わかりました。

使いやすいフレーズ

心電図検査の時に使えるフレーズです。

Please go up and down these steps.
この階段を昇り降りしてください。

We'll record your ECG before and after you walk.
歩く前と歩いた後に心電図を取ります。

Please pedal this bicycle ergometer.
エルゴメータ自転車を漕いでください。

Situation

12 超音波検査

CASE 1 腹部超音波検査

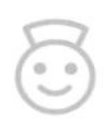

□

Please come in. Put your belongings in the basket and lie down here.

どうぞお入りください。お荷物はカゴに入れてここに横になってください。

I've never done this before. Will it be painful?

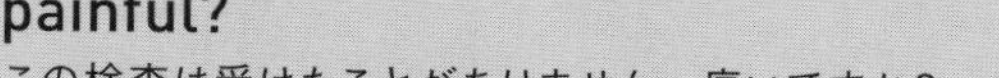

この検査は受けたことがありません。痛いですか？

□

No, you may feel some pressure, but it won't be painful.

いいえ、押される感じはあるかもしれませんが、痛くはありません。

How long will it take?

時間はどれくらいかかりますか？

エコー検査（ultrasound）での英語表現を覚えましょう。検査部位が変わっても基本的には同じ表現を使うことができます。

3_12

It takes about 10 to 15 minutes. Lift your shirt to your chest and pull down your pants a little.

10分から15分です。シャツを胸まで上げてズボンも少し下げてください。

Is this OK?

これでいいですか？

Yes.

はい。

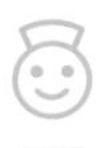

I'm gonna put some jelly on your abdomen. OK. Breathe in and hold there. Now relax.

お腹にゼリーを塗りますね。では息を吸って、そこで止めて。はい、楽にしてください。

使いやすいフレーズ

We are going to do an ultrasound for your (abdomen).

（腹部）エコーをやります。

Situation

13 MRI検査

CASE 1 MRI検査の説明

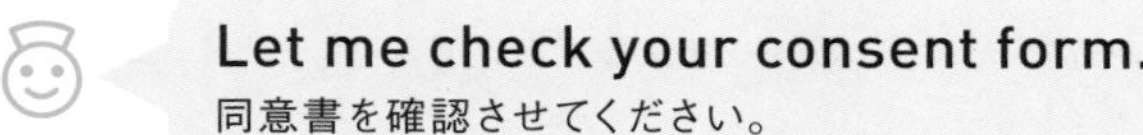

Let me check your consent form.
同意書を確認させてください。

Here you are.
どうぞ。

Your answer says that there are no arterial clips or a pacemaker in your body, right?
回答のように、動脈クリップもペースメーカーも入ってないですね？

No.
いいえ。

You are OK in confined spaces, right?
狭いところも大丈夫ですね？

It depends. I may not like this test.
場合によります。この検査は苦手かも。

検査の禁忌があるので、英語の同意書や確認リストを事前に作っておくのがベスト。同意書を確認する際の会話を見てみましょう。

🔊 3_13

Squeeze this to call us if you have any problems.
何か問題があればこれを握って知らせてください。

All right.
わかりました。

This test is very noisy. I'll give you earplugs, if you want.
検査はとてもうるさいかと思います。ご希望があれば耳栓を渡します。

使いやすいフレーズ

Remove your (dentures).
(入れ歯)を外してください。

Do you have any metal in your body such as (a pacemaker)?
体内に(ペースメーカー)のような金属の埋め込みはありますか?

Do not eat for (8) hours before the test.
検査の(8)時間前からは食べないでください。

Situation 14

内視鏡検査①
胃カメラ

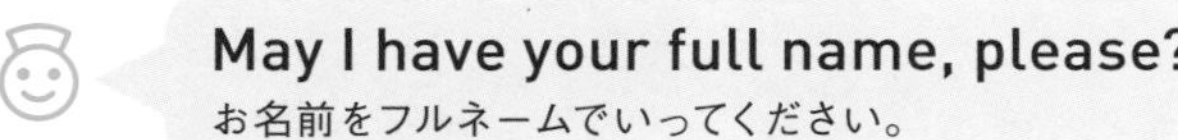

CASE 1　胃カメラを使った検査

□ **May I have your full name, please?**
お名前をフルネームでいってください。

My name is John Doe.
ジョン・ドウです。

□ **We'll prepare for the gastroscopy now.**
今から上部内視鏡検査の準備をします。

I am getting a sedative, right?
麻酔（鎮静剤）を使ってくれますよね？

□ **Yes. I'll give you an IV drip now.**
The sedatives will be given from there.
はい。今から点滴をします。そこから麻酔が入ります。

Good. It was terrible when I got the test without them.
よかった。麻酔なしでやった時は最悪でした。

内視鏡で麻酔（鎮静剤）を使うことを日本の医療者はセデーションをかけるといいますね。これは、英語の sedation が由来です。

3_14

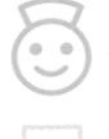

Now, I'll give you some jelly to numb your throat. Keep it at the back of your throat until this timer rings.
今からノドの麻酔をしますね。このタイマーが鳴るまでノドの奥に溜めておいてください。

〜タイマーが鳴る〜

You can spit it out.
吐き出してよいですよ。

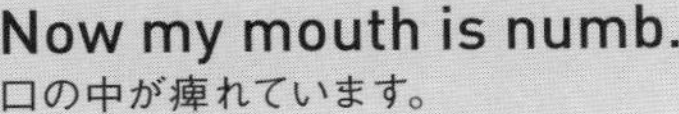

Now my mouth is numb.
口の中が痺れています。

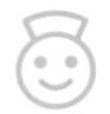

I know it feels weird. It will be gone in about an hour.
少し違和感がありますよね。およそ1時間でなくなりますよ。

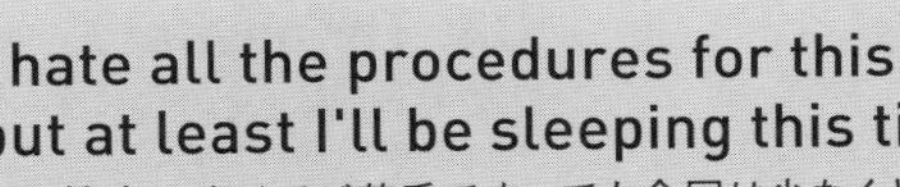

I hate all the procedures for this test, but at least I'll be sleeping this time.
この検査のすべてが苦手です。でも今回は少なくとも眠れるだけいいか。

Situation 15

内視鏡検査②
大腸カメラ

CASE 1　大腸カメラを使った検査

First, take these pills to clean your bowels. Pour this laxative into this cup and drink it slowly over 10 minutes.
まず腸をきれいにするので、この錠剤を飲んでください。この下剤をコップに入れて、10 分かけて少しずつ飲んでください。

How much should I pour at a time?
1 回にどれくらい入れるといいですか？

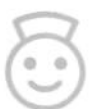

Fill it up to this line. The bag is 2 liters. So, it'll take about 2 hours.
この線まで入れてください。このパックは 2 リットルなので、約 2 時間かかります。

OK. Then what?
わかりました。その後は？

大腸カメラの検査前処置です。多くの病院で便の状態を判断する写真は用意してありますね。写真を見せて説明しましょう。

3_15

Please go to the bathroom again and again. Moving and walking make your bowels clean faster.

トイレに何度も行ってください。動いたり、歩いたりすると腸が早くきれいになります。

When the stool becomes this color, don't flush it. We'll confirm it.

便がこの色になったら流さないでください。確認しますので。

Oh, I see.

あ、わかりました。

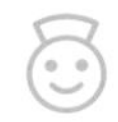

Please drink water too in order to avoid dehydration.

脱水予防に水も飲んでください。

Situation

16 眼底検査

CASE 1 散瞳薬の説明

I was told at another clinic that I should have an eyeground test.
別の病院で眼底検査を受けるようにいわれました。

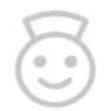

What are your symptoms?
どんな症状ですか？

When I'm looking at a wall or the sky, small black things move in my vision.
壁や空を見ると視界で小さな黒いものが動いています。

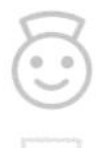

I see. I'll tell the doctor about your symptoms. He'll decide if you need the test.
わかりました。症状を先生に伝えておきます。眼底検査が必要かは先生が判断します。

飛蚊症（floater）の症状で外国人患者さんが来院しました。看護師による問診前後の会話の場面を見てみましょう。

3_16

〜診察後・眼底検査の準備〜

We use eye drops for the test. It'll affect your vision. You'll have difficulty seeing for 3 to 6 hours.
検査には点眼薬を使います。見え方に影響します。3〜6時間は見えづらくなります。

How much difficulty? Can I walk alone?
どれくらい見えづらいですか？ 一人で歩けますか？

You can walk alone, but you'll also be sensitive to light.
一人で歩くことは可能ですが、光を眩しく感じるようになります。

Column

眼底検査は医療用語では funduscopy（ファンダスコピー）といいます。簡単に eyeground test と言い換えることもできますが、特殊な検査なのでシンプルに It's a test to check the base of your eyes. と説明する方が伝わりやすいでしょう。

Situation

17 鼻腔粘膜検査

CASE 1 鼻腔粘膜を採取

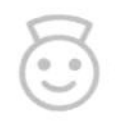

I'm going to give you a nasal swab test.
今から鼻腔粘膜を検査しますね。

What kind of test is that?
どんな検査ですか？

I'm going to swab the inside of your nose.
鼻の内側を綿棒で擦ります。

Ah! I had it done when I was a kid.
It was kind of painful so I didn't like it.
ああ！ 子どもの時にやったことがあります。
ちょっと痛かったので、嫌でした。

I know.
そうですよね。

How soon can I get the result?
どれくらいで結果が出ますか？

近年増えてきた検査の1つです。インフルエンザやコロナの簡易判定にも使われる検査なので、覚えておくといいでしょう。

3_17

In 15 minutes.
15 分です。

That's quicker than I excepted.
I hope I'm not positive.
思っていたより早いですね。陽性じゃないといいな。

OK, then let's do this. Are you ready?
では、やりましょう。準備はいいですか？

Column

粘膜は医療英語でいうと、mucus membrane（ミューカス メンブレイン）ですが、簡単に inner lining（イナー ライニング）と表現することもできます 。swab は綿棒や消毒綿の意味を持つ名詞ですが、「綿棒で拭く」という動詞としても使えます。実際に、この会話に出てくる検査をスワブ検査といっている病院もあると思います。
Are you ready? は何か患者さんに処置をする時に、気持ちの準備を促すフレーズとして使えます。

Situation

18 婦人科検査

CASE 1 内診時の支援

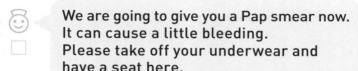

We are going to give you a Pap smear now.
It can cause a little bleeding.
Please take off your underwear and have a seat here.
今から子宮頸がん検査をしますね。少し出血することもあります。下着を脱いで、こちらに座ってください。

Use this towel to cover your legs.
このタオルを脚にかけるのに使ってください。

Well, you mean I should just sit here, right?
あの、ここにただ座ればいいのですね？

That's right.
そうです。

How am I supposed to use the towel?
タオルはどうかければいいですか？

海外の内診は医師との間にカーテンがなく、普通のベッドでの診察が多いので、動く診察台に戸惑う外国人患者さんも多いです。

3_18

Let me help you. Use it like this.
私が手伝いますね。こう使ってください。

Thank you.
ありがとうございます。

Now the table is going to move.
では診察台が動きます。

Oh! Wow!
わぁ！！

使いやすいフレーズ

a Pap smear /
a cervical cancer screening
子宮頸がん検査

have a pelvic examination
婦人科の内診をする

Situation

19 呼吸機能検査

CASE 1 肺活量の測定

We'll measure how much air you can push in and out of your lungs.
どれくらい息を吸って吐けるかを測定します。

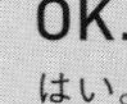

OK.
はい。

I'll clip your nose closed with this. Put this in your mouth. We'll begin by breathing normally.
このクリップで鼻を塞ぎますね。では、これを口に入れてください。普通の呼吸から始めます。

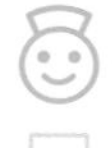

Now, breathe in deeply until your lungs are full. Keep going! More! More!
では、大きく息を吸って。胸いっぱいに。吸って！ もっともっと！

肺活量検査はvital capacity testといいます。先に検査法を説明してから実施すると、安心してもらえるでしょう。

3_19

Now, breathe out gently and slowly until your lungs are empty. Blow out! Keep going! A little bit longer!
では少しづつゆっくり息を全部吐き出して。吐いて！ もっと長く！ もう少しだけ！

Now you can breathe normally.
では普通に呼吸してください。

使いやすいフレーズ

努力肺活量検査で使うフレーズもあわせて覚えておきましょう。

Push out all the air fast and hard!
勢いよく一気に吐いてください！

respiratory function test
呼吸機能検査

pulmonary function test
肺機能検査

Situation

20 予防接種の案内

CASE 1 インフルエンザの予防接種をする

I'm going to give you a flu shot in your arm now.
今から腕にインフルエンザの注射をしますね。

Should I take off my shirt?
シャツは脱ぎますか？

No, you don't have to.
Just roll up your sleeve, please.
いいえ、脱がなくていいですよ。
ただ、袖だけまくっておいてください。

Up to where?
どこまで上げますか？

Roll it up over the elbow.
肘の上までです。

Is this enough?
これくらいで大丈夫ですか？

海外の予防接種は筋肉注射で、日本は皮下注射が一般的。打つ場所が異なるので、しっかりと説明をしてあげるといいでしょう。

3_20

Yes. Are you ready? Here we go!
はい。準備はいいですか？ いきますよ！

〜接種後〜

Are you feeling OK?
気分は悪くないですか？

I'm fine.
大丈夫です。

Please avoid strenuous exercise today.
今日は激しい運動はしないでください。

Column

皮下注射の体位の説明を英語でしようと思うと意外と難しいですよね。そんな時は、腰に手を当てる動作を実演しながら、「Put your hand like this. 手をこうやって置いてください」というだけでOK。子どもの場合は親御さんに向けた、「Please hold your child tightly. お子さんをしっかり抱えてください」というフレーズが便利です。

Situation

21 ギプスをしている患者

CASE 1 ギプス装着時の注意点

How can I take a shower with this cast on?
ギプスをしたままどうシャワーを浴びたらいいですか？

Don't let the cast get wet. Cover it with a plastic bag or something.
ギプスを濡らさないでください。ビニール袋か何かでカバーしてください。

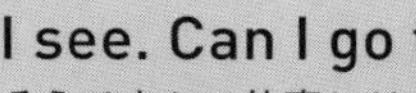

I see. Can I go to work?
そうですか。仕事には行ってもいいですか？

It depends on what you do.
何の仕事をしているかによります。

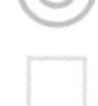

I am usually at my desk all day in the office.
オフィスワークで、たいていは一日中机に向かっています。

会話の場面は外国人患者さんが足を骨折し、今ギプスを装着したところです。どのように会話するか見てみましょう。

3_21

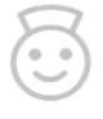

Then, no problem. Come back again in a week to have an X-ray.
では、大丈夫ですね。1週間後にレントゲンを撮りにまた来てください。

OK.
はい。

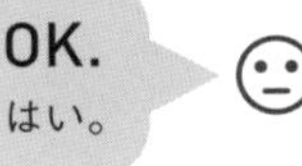

If the cast feels too tight and your toes feel numb, please come to see us before next week.
もし、ギプスがキツすぎて足の指が痺れたりしたら、来週を待たずに診察に来てください。

使いやすいフレーズ

（　）内の単語をほかの体の部位に置き換えて使うこともできます。P256で体の部位の名称を確認しましょう。

We are going to put a cast on your (leg).
（脚）にギプスをつけます。

Situation

22 外来時の傷のケア

CASE 1　外来に来た患者の傷のケア

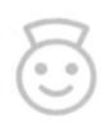

I'll explain how to take care of your wound.
傷の手当ての方法を伝えますね。

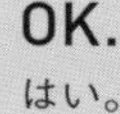

OK.
はい。

Please wash the wound gently with soap and running water. Use a clean towel to wipe it.
まず流水と石けんで傷を優しく洗ってください。清潔なタオルで拭いてください。

Then, disinfect the area with this kit. And cover the wound with this dressing.
それからこの消毒キットで消毒してください。
そして、この保護材で傷を覆ってください。

I got it.
わかりました。

外来で縫合処置をしたという想定です。昔は、傷は「濡らさない」と指導しましたが、最近は「洗って清潔に」が主流です。

3_22

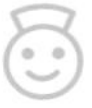

If the wound becomes redder and more painful, please see the doctor right away.
もし傷がもっと赤くなったり、痛くなったりしたらすぐに診察に来てください。

OK. If I don't have any problems, when should I come back?
はい。もし問題がなければ、いつ来たらいいですか？

In a week. You'll have the stitches removed then.
1週間後です。その時に抜糸をしますね。

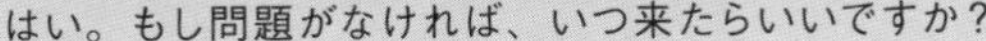

使いやすいフレーズ

You need to get stitches.
縫う必要があります。

We'll give you a local anesthetic by an injection.
局所麻酔の注射をします。

Situation

23 入院中の傷のケア

CASE 1 回診時の準備

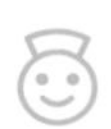

How are you feeling today?
今日の調子はいかがですか？

I feel much better than yesterday.
昨日よりはずっと気分がいいです。

Good. Please lie down on the bed and show me the wound. Your doctor is coming soon.
よかったです。ベッドに横になって傷を見せてください。まもなく担当医が来ます。

Does the doctor come every day to disinfect my wound?
先生は毎日消毒に来るのですか？

Yes. He usually comes around 9 a.m. I'll take off the tape.
はい、だいたい9時ごろに来ます。絆創膏を剥がしますね。

医師の回診の時間です。外国人患者さんの傷の消毒の準備が必要となる術後の最初の包交の場面を見てみましょう。

3_23

Please do it gently. It hurts.
優しくやってください。痛むんです。

OK. Does it itch around the tape?
Your skin is red.
はい。絆創膏のあたりは痒いですか？ 皮膚が赤くなっています。

Yes, just a little. But I've tried not to scratch it.
はい、少し。でも掻かないようにしていました。

I'll apply some ointment later.
Here comes the doctor.
後で薬を塗りますね。先生が来ましたよ。

使いやすいフレーズ

Don't take off the gauze on your own.
自分でガーゼを剥がさないでください。

Let us know when you take a shower.
We'll cover the wound.
シャワーを浴びる時はお知らせください。傷を保護します。

Situation

24 血糖測定

CASE 1 自己測定指導

I'll show you how it's done.
Please watch carefully.
やり方をお見せするので、よく見ていてください。

OK.
はい。

Just attach this chip like this. Then, disinfect your fingertip with this alcohol swab.
このようにチップをつけてください。それから、アルコール綿で指先を消毒してください。

Is any finger OK?
どの指でもいいですか？

Changing your finger every time will be better.
毎回指を変えた方がいいです。

糖尿病で初めて自己血糖測定をする外国人患者さんに、簡単な英語で身振り手振りを加えて、実演しながら説明しましょう。

3_24

I see.
そうですか。

☐

Press this device against your fingertip. And push this button to prick your finger.
この器械を指先にしっかり当ててください。このボタンを押して指にチクッと刺しましょう。

Ouch!
痛いっ！

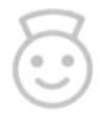

☐

Collect the blood with this chip like this.
このようにチップに血をつけてください。

☐

This number is your blood sugar level. Write it down in this notebook.
この数字があなたの血糖値です。これをこのノートに記録してください。

Situation

25 インシュリン注射

CASE 1　自己注射指導

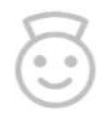

You need to learn how to inject insulin by yourself.
自分でインシュリン注射する手技を覚えてください。

I really don't wanna do it. But I have no choice.
本当に嫌ですが仕方ないですね。

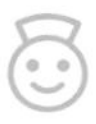

Let me demonstrate how it's done. Please watch carefully.
どうやるか実演しますね。では、よく見ていてくださいね。

Wait, I'll take notes.
待って、メモを取りますね。

Set the dial to 2 first and release the air like this.
まずはダイアルを 2 単位にセットして。このように空気を抜いてください。

インシュリン自己注射の練習も、難しい英語での説明はさておき、まずは実演してみて、手順をしっかりと覚えてもらいましょう。

3_25

Then, set the dial to the amount of insulin you need to inject.
今度はあなたに必要なインシュリン単位にセットしてください。

Disinfect your belly and inject it like this.
お腹を消毒してこうやって注射してください。

The needle should be straight towards your belly.
針はお腹に向かって真っ直ぐ刺してください。

Remove the needle after slowly counting to 10.
ゆっくり 10 秒数えてから針を抜いてください。

It wasn't as difficult as I expected.
思っていたより難しくなかったです。

Is there anything that concerns you?
何か気になることはありますか？

Situation

26 禁煙指導

CASE 1 禁煙外来の案内

I need to quit smoking. I have tried many times but I can't.
タバコを止めないといけません。何度もトライしましたが、うまくいきませんでした。

Why don't you try our smoking cessation clinic?
当院の禁煙外来にかかってみてはどうですか？

A smoking cessation clinic?
禁煙外来ですか？

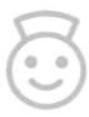

You can receive a treatment to quit smoking there. The nicotine patch may work well for you.
禁煙の治療が受けられます。ニコチンパッチでうまくいくかもしれませんよ。

治療や病気のために禁煙が必要な人は多いです。止められないのは患者本人の意志が弱いのではなくニコチン依存症だからです。

3_26

That's a good idea. I lack willpower. I may need that.

それ、いいですね。意志が弱いので、治療が必要かもしれませんね。

The problem is not your willpower. You may have a nicotine addiction.

意志が問題ではないんです。ニコチン依存症かもしれませんよ。

使いやすいフレーズ

will ～は、ほぼそうなる、can ～は、なる可能性がある、という意味の違いがあります。うまく使い分けられるようにしましょう。

Smoking will make your illness worse.

タバコはあなたの病気を悪化させます。

Smoking can elevate your blood pressure.

タバコは血圧を上昇させます。

Situation

27 栄養指導

CASE 1 糖尿病の食事制限

Can I eat something different?
The meals here never make me full.
何か別のものを食べることはできますか？
ここの食事ではお腹がいっぱいになりません。

I know.
そうですよね。

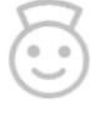

But your meals are for diabetes.
This is a part of your treatment.
でもあなたの食事は糖尿病食です。これも治療の一環です。

OK, but are there any alternatives?
I don't usually eat rice every day.
わかりました。でも何か代替品はないですか？
普段毎日お米は食べないので。

How about bread?
パンはどうですか？

食事や栄養についての知識がない人だけでなく、一般には食事制限は辛いものです。気持ちに共感してあげましょう。

3_27

That would be better.
その方がいいですね。

I'll ask the nutritionist if it's possible.
可能か栄養士に確認します。

Great, thanks.
よかった、ありがとう。

But you need to learn how much you can eat at each meal.
でも一回の食事でどれくらい食べていいのかは、理解してくださいね。

Yeah. I'll have to get used to it eventually.
そうですね。いずれは慣れないといけませんね。

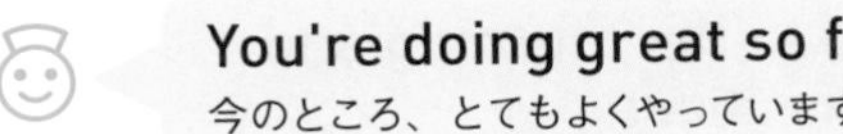
You're doing great so far.
今のところ、とてもよくやっていますよ。

Situation

28 産科の体重管理

CASE 1 体重管理の指導

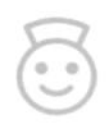

I will be giving you guidance on weight management during pregnancy today.
本日、妊娠中の体重管理について指導させていただきます。

What do you recommend?
どのようにしたらいいんでしょう？

Stay away from salty and sugary foods, and eat plenty of vegetables, tofu, beans, seaweed, fish and fruit.
塩分や糖分の多い食事を控えて、野菜、お豆腐、豆類、海藻、魚、果物を多めに摂りましょう。

I see. I'll try my best.
わかりました。頑張ります。

Weigh yourself in the morning and record it on this chart.
Then show it to me in 2 weeks.
朝に体重を量って、こちらの表に毎回体重を記入してください。2週間後に見せてください。

産科に来られる外国人患者さんも多いですよね。体重管理についてきちんと指導できるようにしておきましょう。

🔊 3_28

Sure.
はい。

This nutritional guideline booklet is bilingual. So please refer to it when you're unsure of what to eat.
こちらの栄養ガイドラインはバイリンガル仕様です。
食事に悩んでいる時は、ぜひ参考にしてください。

That's wonderful!
いいですね！

使いやすいフレーズ

Are you breastfeeding?
現在、授乳中ですか？

Please contact us immediately when your water breaks.
破水した際にはすぐにご連絡ください。

You are having a very healthy and stable pregnancy.
非常に健康で安定した妊娠状態ですよ。

Situation

29 感染症対策

CASE 1 自宅での注意点を説明する

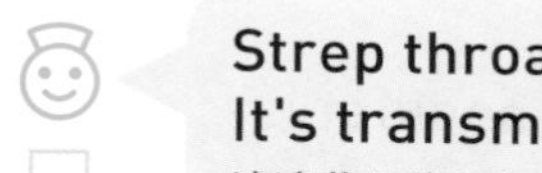

Strep throat is contagious.
It's transmitted by droplets.
溶連菌は移ります。飛沫感染しますよ。

Your daughter should stay away from her siblings.
Clean her toys with alcohol wipes.
娘さんはほかの兄弟姉妹とは離してください。
娘さんのオモチャはアルコールで拭いてくださいね。

OK.
わかりました。

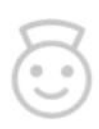

Adults can get it too.
大人にも感染します。

Oh really? But I must take care of her.
そうなんですか？ でも娘の世話をしないといけないんです。

誰もが感染症にかかりやすい昨今。外国人患者さんが駆け込んでくることもあります。自宅での感染症対策を指導してあげましょう。

3_29

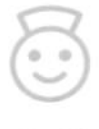

Wear a mask and wash your hands carefully. Avoid using the same towel.
マスクを着用して手洗いをしっかりしてください。タオルは同じものを使わないでください。

What about her kindergarten?
娘の幼稚園はどうしたらいいですか？

She can go after 2 days. Don't worry so much. It'll heal if she takes the meds as told.
2日経てば行けますよ。あまり心配しないで。薬を処方された通りに飲めば治りますよ。

使いやすいフレーズ

登園・登校の許可書も doctor's note を使えば大丈夫です。

If you need a doctor's note, let us know.
登園許可が必要でしたら、お知らせください。

Situation

30 熱中症対策

CASE 1 熱中症の予防指導

I'm feeling better now.
だいぶ気分がよくなってきました。

Good.
Your IV drip will be finished soon.
よかった。点滴がもうすぐ終わりますよ。

I don't know why I got heat exhaustion.
何で熱中症になったんだろう。

Did you have enough fluids?
水分はしっかり摂りましたか？

I guess so. I was playing tennis outside, and I drank a lot of water.
そう思いますが。外でテニスをしていて、たくさん水を飲みました。

You also needed sodium.
塩分も必要でしたね。

点滴で軽度の熱中症患者さんの状態が改善してきた場面です。水分だけでなく塩分が必要なことも教えてあげましょう。

3_30

Really? I didn't know that.
そうなんですか？ 知らなかった。

Alcohol and caffeine are also not good.
Exercise early in the day or after sunset.
アルコールやカフェインもよくないです。
早朝や日没後に運動してください。

I got it.
わかりました。

Now you're done with the IV drip.
Stay hydrated, please!
さあ、点滴が終わりましたよ。しっかり水分を摂ってくださいね！

使いやすいフレーズ

heatstroke
重度（熱射病）

heat exhaustion
軽度・中度（熱疲労）

Situation

31 エコノミー症候群予防

CASE 1 入院患者のDVT予防の指導

These compression stockings are so tight.
この弾性ストッキングはすごくキツイですね。

They help to prevent blood clots in your legs.
脚の血栓の予防になるんです。

Really? But why would I get blood clots?
そうなんですか？ でもなんで私に血栓ができるんですか？

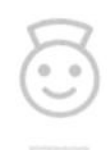

Have you heard of economy-class syndrome?
エコノミー症候群をご存じですか？

Ahh, yes. It occurs after a long flight.
ああ、はい。長いフライトの後になるものですよね。

DVT（deep vein thrombosis）は、日本の病院でも普通に使われている言葉ですね。いわゆるエコノミー症候群の原因の血栓です。

🔊 3_31

It happens when you are bedridden, too.
You can prevent it by moving your legs.
ベッドで寝たきりでもなるんです。脚を動かすことで防げますよ。

Move your ankles like this.
Raise your foot up and down.
足首をこのように動かしてください。足先を上げたり下げたり。

I didn't know that.
I'll try that exercise while I'm in bed.
知りませんでした。その運動をベッドにいる間にやりますね。

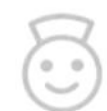

Please drink plenty of fluids, too.
しっかり水分も摂ってください。

Situation

32 術前術後の流れ

CASE 1 手術の流れを説明する

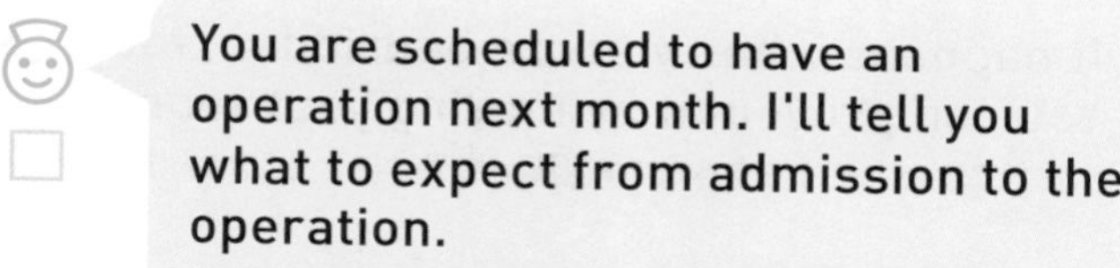

□ You are scheduled to have an operation next month. I'll tell you what to expect from admission to the operation.

あなたの手術は来月の予定です。入院から手術の流れを説明します。

□ You'll have a blood test, a urine test, and an ECG today.

今日は採血、採尿、心電図の検査を受けてください。

□ You'll have an MRI at 10 a.m. next Monday.

来週月曜日の 10 時には MRI の検査があります。

□ You'll need to be hospitalized 2 days before the operation.

手術の 2 日前に入院していただきます。

英語圏ではコミュニケーションはとても重要。手術の流れを説明し、安心して外国人患者さんが手術を受けられるようにしましょう。

3_32

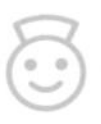

And the anesthesiologist will see you in your room.
それから病室で麻酔科医が診察します。

When should I give you these consent forms?
この同意書類はいつ渡せばいいですか？

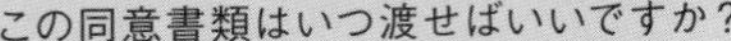

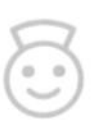

Please bring them on the day of admission.
入院当日に持ってきてください。

使いやすいフレーズ

Please don't drive yourself to the hospital.
自分で車を運転して来院しないでください。

Situation

33 術前準備

CASE 1 浣腸の説明

Mr. Doe, may I come in?
ドウさん、入ってもいいですか？

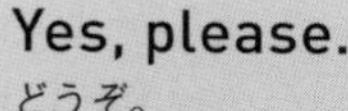

Yes, please.
どうぞ。

I'm going to give you an enema now. It's important not to have a bowel movement during the operation.
今から浣腸をします。手術中にお通じがないことが大事なので。

I know... but do I really need it?
わかりますが…本当に必要なのですか？

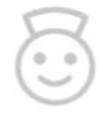

I know how you feel. But we need to do it.
お気持ちはわかります。でもやらなくてはダメなのです。

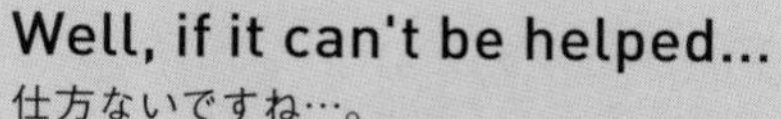

Well, if it can't be helped...
仕方ないですね…。

外国人患者さんには日本人以上にプライバシーの配慮が必要です。カーテンを開ける前の声かけを忘れないようにしましょう！

3_33

CASE 2 休薬の確認

Hi, I'm here to talk about your medicine.
こんにちは、お薬のことで話をしに来ました。

What about my medicine?
お薬の何についてですか？

Have you stopped taking aspirin?
アスピリンは止めていますね？

Yes, the last time I took it was 5 days ago.
はい、最後に飲んだのは5日前です。

Good. Please don't take it until the doctor gives permission.
いいですね。医師の許可があるまでは飲まないでくださいね。

Situation

34 硬膜外麻酔の説明

CASE 1 硬膜外麻酔体位の指導

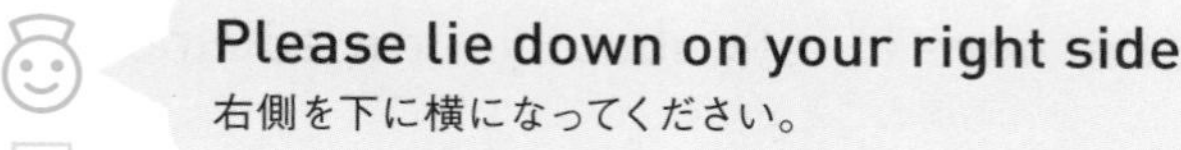

Please lie down on your right side.
右側を下に横になってください。

Ahh, my leg hurts.
ああ、脚が痛い。

It'll only hurt until you get anesthetics. After that, your legs will become numb.
痛いのも麻酔が効くまでですよ。その後は、脚の感覚が鈍くなります。

Wrap your hands around your knees and curl up. Like the fetal position.
手で膝を抱えるように丸くなってください。胎児のようなポーズです。

Am I doing alright?
ちゃんとできていますか？

海外では硬膜外麻酔の体位を fetal position ということが多いので、ぜひこのフレーズを使ってみましょう。

3_34

Yes, you are doing well.
はい、上手にできていますよ。

OK. But it's hard to keep this position.
よし。でもこの姿勢は辛いです。

Hang in there! You'll get anesthesia now. Please don't move!
頑張って！ 今から麻酔をしますよ。動かないでくださいね！

Column

医療現場で、エピやエピドラと耳にしたことがありませんか？実は、英語の epidural（エピデュラル）（硬膜外の）から来ています。普段使っている略語の多くは英語から来ています。語源がわかると覚えやすいですね！ ちなみに、硬膜外麻酔は epidural anesthesia といいます。

Situation

35 全身麻酔の説明

CASE 1 全身麻酔を受ける患者への対応

I'm so scared about the operation.
I'm going to be sleeping, and I won't feel any pain, right?
手術がとても怖いです。私は寝ていて、痛みは感じませんよね？

That's right.
そうです。

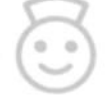

The doctor will put a mask over your nose and mouth. Then, you'll be unconscious soon.
When you wake up, you are done.
先生があなたの鼻と口にマスクをつけます。それからすぐ意識が無くなりますよ。起きた時には終わっています。

Really?
本当ですか？

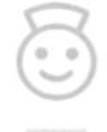

Yes. So, don't worry.
はい。心配しないでください。

手術中は意識がないので、手術前後の流れを伝えておくと、異国の地でも外国人患者さんが安心して手術を受けられます。

3_35

We'll insert a tube into your airway. So, you may have a mild sore throat.
気道に管を入れるので、軽い喉の痛みが出るかもしれません。

I'm so scared...
とても怖いです…。

You'll spend the night in the recovery room.
手術の日は、一晩回復室で過ごします。

I hope everything goes well.
すべてうまくいくといいな。

Column

全身麻酔は general anesthesia といいます。「(気道) に管を入れる」は、医療用語では「intubate(イントゥベイト) 挿管する」という表現が使われます。

Situation

36 手術の説明

CASE 1 理解度の確認

The doctor said that I can go home in a week, right?
先生は１週間後には帰れるといっていましたよね？

He didn't say anything about that. But he said that you'll get well in about a week.
退院については、何もいっていませんでした。でも１週間ぐらいで元気になるといっていましたよ。

Oh, OK.
ああ、そうですか。

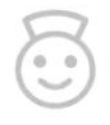

How well do you understand your operation?
手術についてはどれくらい理解していますか？

The operation is going to be done by laparoscopy.
腹腔鏡でやることになっています。

医療の説明は、患者さんにとっては難しく、後から疑問が出てきたり、理解していなかったりするものです。しっかり確認を！

3_36

That's right.
そうですね。

And the entire gallbladder is going to be removed.
それで、胆のう全部を取ることになっています。

That's correct. Do you have any questions about your operation?
その通りです。手術について何か質問はありますか？

I'm fine. But I'm so nervous.
大丈夫です。ただ、すごく緊張しますね。

We will be with you during the surgery. So don't worry.
手術中は私達が一緒にいます。安心してください。

Column 3

外国人患者は医療慣れしていない!?

これまで色々な検査や医療用語が出てきましたが、国民健康保険があり幼いころから何かあれば病院に行く習慣がある日本人と比べると、外国の方は医療慣れしておらず、医療に関する用語を知らないことがあります。

検査名を伝えても、What is that? と聞かれることも多くあります。検査の名称を伝えた後は、何を調べる検査かを説明できると、誤解も防げ、安心して検査を受けていただけます。

実際に、外国人患者さんに「ベッドに横になってください」と伝えたら、靴のまま寝てしまったという話もあります。病院慣れしている日本人患者さんの対応よりも、もっと多くの説明が必要になると心得ておきましょう。

Chapter

4

トラブル・緊急時の対応

病院での対応は各国異なるもの。文化や生活習慣の違いからトラブルも起きやすいです。また、緊急時こそしっかり相手に伝わっているかを確認しながら対応したいものです。よくある事例を通じて日々使える英会話を学びましょう。

Situation

1 要望をお断りする

CASE 1 英文診断書の要望

I need a doctor's note and an itemized receipt for my insurance.
保険請求に診断書と診療明細書が必要です。

Is a Japanese document, OK?
日本語のものでよろしいですか？

Is it possible to have them in English?
英語のものをもらうことはできますか？

I'm afraid we can't provide them in English.
申し訳ありません。当院は英語診断書等の対応ができません。

Oh gee.
困ったな。

受付時に、外国人患者さんが英語の書類を希望されました。ただ、対応できないこともありますよね。丁寧な断り方を覚えましょう。

4_01

Can I give you some information about a hospital that can provide English documents?

英語書類に対応できる病院を教えましょうか？

I'll ask my insurance company first if Japanese is acceptable.

まず、保険会社に日本語でも大丈夫か聞いてみます。

I'm sorry we can't fulfill your request.

ご要望に沿うことができず申し訳ございません。

Column

診断書は a medical certificate や a diagnosis（ダイアグノウシィス）ともいいますが、日常的によく使われるのが doctor's note です。ちなみに、I'm afraid... は断る時や残念な話をする際の定番フレーズです。覚えておくと便利なクッション言葉です。

Situation

2 診察をお断りする

CASE 1 時間外診察をお断りする

Are you still open for a consultation?
まだ診察はやっていますか？

I'm afraid our clinic hours are over.
So, we can't accept you today.
診察時間は終了しています。今日は診察できません。

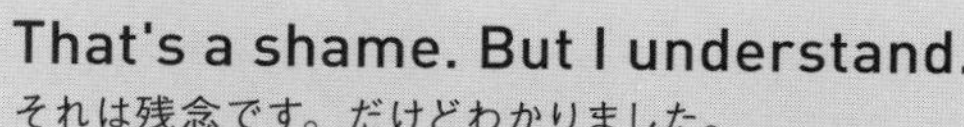

That's a shame. But I understand.
それは残念です。だけどわかりました。

Is it urgent?
緊急ですか？

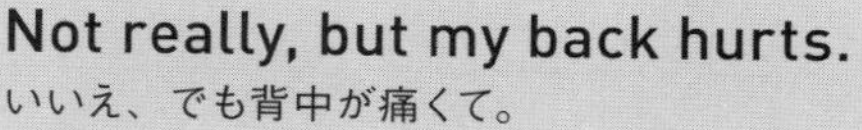

Not really, but my back hurts.
いいえ、でも背中が痛くて。

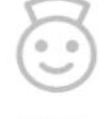

I can check for a hospital that is open.
開いている病院を調べましょうか。

やむを得ず診察を断る時も、できません！と言い切るのではなく、対策案を提示できるととても親切な対応になります。

4_02

Thank you, but it's OK.
I'll come back tomorrow.
ありがとう、でも大丈夫です。明日また来ます。

We are open from 9 a.m. tomorrow.
Take care.
明日は 9 時から開いています。お大事に。

使いやすいフレーズ

We are already closed.
受付は終了しています。

consultation hours / office hours
診察時間

Situation 3

支払いが困難①　現金が足りない

CASE 1　現金の持ち合わせが足りない

□ Your total medical bill for today is 6500 yen.
あなたの今日の医療費は 6500 円です。

Oh no. I don't have enough money! Can I use a credit card?
あっ、お金が足りない！ クレジットカードは使えますか？

□ I'm sorry. We don't accept credit cards.
すみません。クレジットカードは使えません。

I didn't expect it would cost that much.
そんなにかかると思ってなかったので。

□ You had a CT scan and a blood test today.
今日は CT と採血もしていますからね。

Oh boy... I can only pay 4000 yen today.
困ったな…。今日は 4000 円しか払えません。

外国人患者さんは、クレジットカードなどを普段使用されている人が多いため、現金の持ち合わせがないこともあります。

4_03

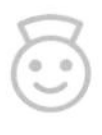

OK. Then please pay 4000 yen today. Pay the rest when you come to get the test results.

では、今日は4000円だけお支払いいただきます。
検査結果を聞きに来た時に残りをお支払いください。

Great. Thank you for your flexibility.

よかった。柔軟な対応ありがとう。

Column

医療システムの違いで、医療費がそもそも無料の国や先に料金を支払う国もあります。そのため、最後までいくらかかるかわからない日本のシステムに不安になる外国人患者さんもいます。頻繁に行っている高額な検査・治療の料金表をあらかじめ作成しておく、自費の場合は検査等をする前に支払いに関する問題がないか患者さんに聞くようにするなど、対策を考えておくといいでしょう。

Situation 4

支払いが困難② 保険未加入

CASE 1 保険に加入していない

How can I help you?
どうしましたか？

I just saw the bill, and it's so expensive. I don't have any insurance that covers overseas medicine.
請求書を見ましたが、とても高いです。
自国外での医療に対応する保険に入っていないんです。

I'm sorry to hear that.
But we need you to pay.
それは大変ですね。でも支払いはしていただかないと。

I'll use my credit card, but I think it'll exceed my limit.
カードで支払うつもりですが、限度額を超えそうな気がします。

保険に入っておらず、医療費が全額自己負担になる人もいます。場面は請求書を見て困っている外国人患者さんへの対応です。

4_04

Please contact your credit card company to raise the limit.
カード会社に連絡して限度額を上げてもらってください。

OK. I'll try that.
わかりました。そうしてみます。

May I make a copy of your passport just in case?
念のためパスポートのコピーを取らせてもらえますか?

Column

外国人医療における未払いは、言葉の問題と並んで大きな問題になっています。自国の家族や同伴者などをキーパーソンとして、その人と連絡を取る、または、同伴者や日本にいる知人に立て替えて支払ってもらうなどの提案をする、もしくは、May I make a copy of your passport? と確認し、了承のもとパスポートをコピーさせてもらうなど、しっかり対策をしましょう。

Situation

5 治療の拒否

CASE 1 動物由来のものを拒否

Do the dietary supplements contain animal products?
その栄養剤に動物性由来のものは含まれていますか？

You don't want to have animal products?
動物性のものがダメなんですか？

No, I can't have them because of religious reasons.
宗教上の理由で食べられません。

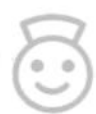

I'll check with a pharmacist.
薬剤師に聞いてみます。

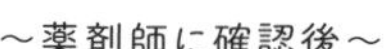

〜薬剤師に確認後〜

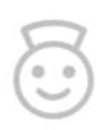

The supplements contain animal protein.
動物性タンパク質が含まれていることがわかりました。

外国人患者さんは思想や宗教的な観点から、日本ではごくごく一般的な治療でも、拒否するケースがあります。

🔊 4_05

Then, I don't want them.
では、その栄養剤はいりません。

I'll check if we have any vegetarian products and ask the doctor if we can provide them to you.
ベジタリアン用のものを探して、それに変えてもよいか先生に聞いてみます。

However, there's a high possibility that we may not be able to fulfill your request.
ただ、ご要望に沿えない可能性が高いです。

Column

イスラム教では、豚由来や適切な処理をされていない動物性食品の摂取が禁止されています。また、女性が夫や家族以外に体を見せることも禁止されているため、男性医師の診察を拒否するケースがあります。ただ、実際には現場では対応できないことも多いですよね。できる範囲で対応をしましょう。

Situation

6 指示を守らない

CASE 1 水分制限を守らない

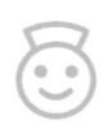

□

You are not allowed to drink that much water.

そんなにたくさんお水を飲んではダメですよ。

I know, but I'm very thirsty.

わかっていますが、とても喉が渇いていて。

～数日後～

□

Your face and hands are swollen. Have you been drinking a lot of water again?

顔や手がむくんでいますね。
また、お水をたくさん飲んでいるのですか？

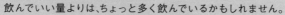

Well, I may have drunk a little more than I should have.

飲んでいい量よりは、ちょっと多く飲んでいるかもしれません。

水分制限を守れず、むくみで体重も増加している外国人患者さん。注意するだけでなく、親身に対応してあげましょう。

🔊 4_06

You are not allowed to drink more than 1000 ml a day. I know it's hard, but it's important to save your kidneys.

1日1000ml以上飲んではいけないことになっています。
大変なのはわかりますが、腎臓を守るために大切なんですよ。

You are right. I don't want to go on dialysis. I'll be more careful.

確かに。人工透析はやりたくないですし。もっと気をつけます。

We'll support you, so let's get through it together.

サポートするので、一緒に頑張りましょう。

使いやすいフレーズ

You can't eat anything except for the hospital meals.

病院の食事以外は摂取しないでください。

Situation

7 患者が倒れた

CASE 1 急変時のとっさの声かけ

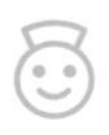

**Oh no! Are you alright?
Can you hear me?**
ああ！ 大丈夫ですか？ わかりますか？

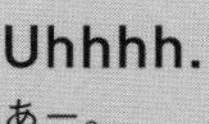

Uhhhh.
あー。

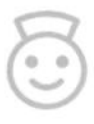

What's wrong?
どうしましたか？

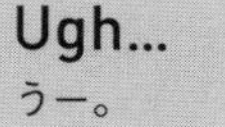

Ugh...
うー。

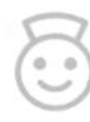

Squeeze my hand if you can hear me.
わかったら手を握ってください。

待合室で外国人患者さんが倒れてしまいました。とっさの時にも、焦らず英語で対応できるようにしておきましょう。

4_07

～患者が手を握る～

Good! You'll be fine!
You are in the hospital!
よかった！ 大丈夫ですよ！ ここは病院ですから！

～患者が手を握らない～

Hold on!
The doctor will be here in a moment!
頑張ってください！ すぐに先生が来ますからね！

使いやすいフレーズ

Can you hear me? は直訳すると「聞こえますか？」になりますが、意識を確認する際には「わかりますか？」という意味を持つフレーズとして使えます。そのほか、下記のようなフレーズが、容態や意識レベルを確認する際によく使われます。

Open your eyes.
目を開けてください。

Can you tell me where you are?
どこにいるかわかりますか？

Do you have any pain?
どこか痛みますか？

Situation

8 急変時の家族対応

CASE 1 容態が急変したことを家族に伝える

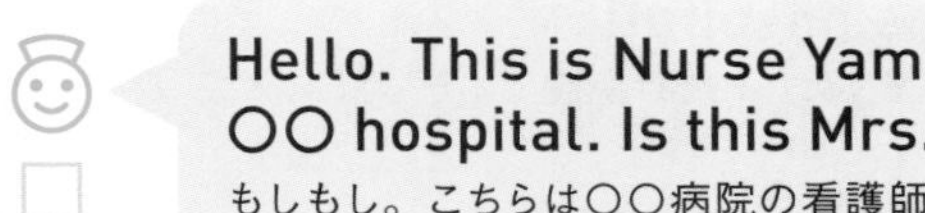

Hello. This is Nurse Yamada from ○○ hospital. Is this Mrs. Doe?
もしもし。こちらは○○病院の看護師の山田です。
ドウさんの奥様ですか？

This is she.
はい、私です。

I'm calling you because we'd like you to come to the hospital.
病院に来ていただきたく、お電話をさせてもらいました。

Something happened?
何かありましたか？

Mr. Doe's condition has changed.
ドウさんの容態が変わりました。

外国人患者さんの容態が急変しました。英語しか話せない家族に来院の連絡をする、という場面です。

4_08

What? He was fine when I called yesterday.
え？ 昨日電話した時は元気でした。

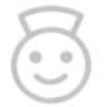

Yes. But this morning his condition became more serious.
はい。ですが、今朝急に容態が悪くなりました。

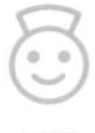

The doctor will explain his condition. Please come to the hospital as soon as possible.
先生から容態の説明があります。
できるだけ早く病院に来てください。

Column

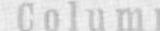

電話で自分の名前を名乗る時 I'm ○○ . と教科書で習った英語を使っている人も多いのでは。実際には This is ○○ . と名乗るのが一般的です。

Situation

9 突然の入院

CASE 1 救急搬送で入院

You need to be hospitalized immediately.
このままますぐに入院しなければなりません。

What! I'd like to go home first.
えっ！ 一度自宅に帰りたいです。

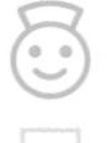

You are unable to move by yourself in your condition.
その状態では自分ひとりでは動けないですよ。

Well, you are right. My neck hurts, and my arms and legs are numb.
確かにそうですね。首が痛いし手足も痺れています。

We'll take you to the ward on this gurney now.
このままストレッチャーで病棟に運びますね。

急な入院は誰でも戸惑いますよね。この場面は、外国人患者さんが突然、入院を言い渡されたところです。

4_09

CASE 2　外来受診のまま入院

You have severe anemia.
You need to be hospitalized and get a transfusion immediately.
深刻な貧血があります。
すぐに入院して輸血をする必要があります。

I'll help you with the admission procedure.
入院の手続きを手伝いますね。

That'll be nice. I'm very sick.
助かります。とても気分が悪いので。

Let's call your family now. Then, I'll take you to the room in a wheelchair.
まずご家族に電話しましょう。それから車椅子で病室にお連れしますね。

Situation

10 緊急手術の対応

CASE 1 家族への説明と対応

Where is my husband?
夫はどこですか？

Are you Mrs. Doe?
ドウさんですか？

□

Yes, I am. I heard that my husband is here.
はい、そうです。夫はここだと聞きました。

He is in the ER now.
He'll be taken to the OR soon.
ご家族は今救急治療室にいます。まもなく手術室に入ります。

Can I see him?
夫に会えますか？

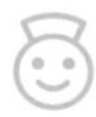

You can see him briefly.
少し顔を見ることはできます。

□

救急搬送され緊急手術になってしまった外国人患者さんへの対応です。驚きや不安を抱える家族への対応も大事な役割ですよね。

4_10

Is he OK?
彼は大丈夫ですか？

Please come in to see him now!
どうぞ、今ご家族に会えますよ！

Ohh no! John!
ああ！ ジョン！

Please calm down. The doctor will explain his condition and the operation.
落ち着いてください。
先生がご家族の状態と手術の説明をします。

Chapter 4 トラブル・緊急時の対応

使いやすいフレーズ

OR / operating room
手術室

ER / emergency room
救急治療室

Situation

11 迷惑行為を止める

CASE 1 暴力的な態度を止める

Hey! How much longer will you make me wait!
おい！ いつまで待たせるんだ！

It'll be soon.
Please wait a little bit longer.
すぐだと思います。もう少しお待ちください。

Let me see the doctor now!
すぐに診察しろ！

Don't raise your voice!
大きな声を出さないでください！

Hey doc! Come see me now!
おい、医者！今すぐ診察しろ！

We'll call security!
警備員を呼びます！

迷惑行為には毅然とした態度で応対しましょう。必要な時は、ほかのスタッフや警備員などに支援を求めましょう。

4_11

CASE 2 大音量の音楽を流している

Could you lower the volume?
音を下げられますか？

I'm in a private room.
What's the problem?
個室にいるんですよ。何か問題ありますか？

Other patients can't rest.
So, could you please lower the volume?
ほかの患者さんが休めないんです。
音を下げていただけませんか？

Why? I'm paying for a private room!
何で？個室料金払っているんだけど！

If you don't listen to us,
I'll call the manager.
いうことを聞いていただけないなら、
上の者を呼んで来ます。

Situation

12 規律を守らない

CASE 1 飲酒を注意する

Have you been drinking?
お酒飲んでいませんか？

What do you mean?
どういう意味ですか？

I smell alcohol, and the cans are in the trash.
アルコールの匂いがするのと、ゴミ箱に空き缶が。

I just drank a little to sleep.
寝るためにちょっと飲んだだけですよ。

You can't drink in the hospital.
It's against the hospital rules.
院内で飲酒は禁止です。病院の規約に反します。

Come on, don't be so strict.
そんな厳しいことわないでくださいよ。

病室を見まわっているとアルコールの匂いとビールの空き缶を発見しました。外国人患者さんにも規律は守ってもらいましょう。

4_12

If you don't follow the hospital rules, you'll be asked to leave.
病院の規約に従っていただけないなら、退院していただくことになりますよ。

I'm sorry. I won't do it again.
すみません。もうしません。

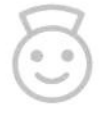

Please never do that again!
絶対にしないでくださいね！

Chapter 4 トラブル・緊急時の対応

Column

Have you been drinking? は、明確に「お酒」とはいっていませんが、お酒を飲んでいることを示す表現として使われています。ただし、確信がない時は「excuse me for asking but ～ 失礼ですが / つかぬことをお伺いしますが～」のひと言を先にいう方がいいでしょう。

Situation

13 謝罪する

CASE 1 医療者側のミスに謝罪

I can't eat this. I'm allergic to shellfish. I clearly stated this on the day of admission.
これは食べられません。甲殻類にアレルギーがあるんです。
入院時にちゃんといったはずです。

I'm very sorry. We'll be very careful not to let this happen again.
大変申し訳ございません。
今後は、このようなことがないようにします。

I'll bring you something else as soon as possible.
替わりのものをすぐにお持ちします。

Please hurry. I'm starving.
急いでくださいね。腹が減っているんです。

外国人患者さんから食事や対応についてのクレームがありました。きちんと丁寧に謝罪してみましょう。

4_13

CASE 2　クレームに対応

I asked another nurse to help me change my clothes about an hour ago.
別の看護師に、1時間ほど前に着替えを手伝ってほしいと頼んだのですが。

Oh, I'm so sorry. I'll find out who it was.
大変申し訳ございません。誰だったか確認します。

～担当ナースに代わる～

Mr. Doe, I owe you an apology.
ドウさんに謝罪しなければなりません。

I was busy and I couldn't come earlier. I'm truly sorry. I'll do it right away.
忙しくてすぐに来られませんでした。
本当に申し訳ございません。今すぐやりますね。

Situation

14 火葬を拒否

CASE 1 火葬を拒否する遺族への対応

I'm sorry for your loss. Have you decided on a funeral company?
ご愁傷様です。葬儀屋はもうお決まりですか？

A funeral company?
葬儀屋ですか？

You'll need to call a funeral company. They'll organize everything, like cremation.
葬儀会社に連絡をしないといけません。
葬儀屋が火葬などすべて段取りをします。

No! We won't cremate him. We'll bury him in our country.
火葬はしません！ 国に戻って土葬します。

患者がお亡くなりになり、医師からの説明等がすべて終わった後、今後の手続きを説明するシーンを見てみましょう。

4_14

I see. Then you'll need to call the consulate.
Please follow their instructions.
そうですか。では領事館に連絡してみてください。
そちらの指示に従ってください。

OK, we will.
We appreciate all you did for him.
はい、そうします。
いろいろと対応いただき、ありがとうございました。

Column

日本国内で起きた自国の人の問題を取り扱うのが領事館(consulate)です。大使館(embassy)は日本国内で自国を代表して外交する機関です。基本的には領事館の担当になりますが、どちらかに連絡することで、ご遺体に保存処理(embalming)(エンバーミング)をし、自国に輸送する段取りを取ってもらうことができます。そのほか、クリスチャンの患者さんだと牧師を呼んでほしいといわれることもあります。病院内のルールを確認しながら、できる範囲で対応しましょう。

Column 4

同じ意味でも使う英語が異なる!?

同じ意味を持つ言葉でもアメリカ英語とイギリス英語で違うものが多々あります。有名な一例をあげると、エレベーターのことはイギリス英語では lift、アメリカ英語では elevator、と異なる英単語が使われています。

医療の現場での例をあげると、イギリス英語では大人もお腹を tummy といいますが、アメリカ英語では、それは幼児が使うポンポンといったニュアンスで使われています。infant はイギリス英語では幼児、アメリカ英語では 1 歳前の赤ちゃんを意味します。生活用品を売っている薬局のことをイギリス英語では chemist 、アメリカ英語では drugstore 。オムツはイギリス英語で nappy、アメリカ英語では diaper などなど……。

相手がどこの国の英語を使っているか注目して対応できると、さらなるレベルアップができますよ！

Chapter

5

便利な
フレーズ集

日常的によく使うフレーズを抜粋して掲載しています。共感や励ましの表現、リハビリ時の表現、災害時に使える表現など、目を通しておくととっさのひと言が出てくるようになるでしょう。外国人患者さんに見せながら会話するのも１つの手です。

Expression

1 喜ぶ

☐ **Congratulations! You are going home!**

退院おめでとう！

☐ **Your baby is cute!**

かわいい赤ちゃんですよ！

☐ **That's wonderful!**

よかったですね！

☐ **Your boy / girl looks so much like you!**

ご子息様 / お嬢様はあなたにとても似ていますね！

☐ **Enjoy our complimentary lunch.**

お祝い（無料）の昼食、楽しんでください。

☐ **You must be so happy!**

うれしいですよね！

外国人患者さんと一緒に喜ぶ、または喜びを共感してあげることもコミュニケーションをうまくとるための大切な手段になります。

5_01

☐ **I'm happy for you!**

私もうれしいです！

☐ **You made it!**

やりましたね！ / 頑張りましたね！

☐ **Your (wound) is getting better.**

（傷）がよくなっていますね。

☐ **I'm glad to hear that!**

それを聞けてうれしいです！ / よかったですね！

☐ **You've gotten better!**

よくなりましたね！

☐ **You have recovered!**

回復されましたね！

Expression

2 褒める・励ます

☐ **You are doing well!**

とても上手です！

☐ **You did great!**

すごい！ / 頑張りましたね！

☐ **You are such a fast learner.**

飲み込みがとても早いですね。

☐ **You did really well.**

よく頑張りましたね。

☐ **You will see the improvement soon.**

もうすぐ進歩が目に見えるようになりますよ。

☐ **Good boy / girl!**

おりこうさんだね！※子どもに使うフレーズ

時には辛く長い病院生活。治療中やリハビリ中の外国人患者さんの気持ちを汲み取り、少しでも気持ちを楽にしてあげましょう。

5_02

☐ **You are making great progress.**

とてもいい進捗ですよ。

☐ **Keep up the good work!**

その調子で頑張りましょう！

☐ **No worries! You'll be fine.**

心配ないですよ！ 大丈夫。

☐ **Things will get easier.**

今後、楽になりますよ。

☐ **Stay positive!**

ポジティブに考えましょう！

☐ **We will support you.**

私達が支援します。

Expression

3 悲しむ・お悔やみ

□ **I totally sympathize with you.**

ご愁傷様です。 / その気持ちにとても共感します。

□ **Please take it easy.**

ご無理なさらずに。

□ **It must be hard on you.**

辛いですよね。

□ **It's OK to cry.**

泣いてもかまいませんよ。

□ **Would you like a tissue?**

ティッシュをお持ちしましょうか？

□ **Can I be of any help?**

何かできることはありますか？

病名の告知や喪失ケアといった辛い場面では、患者本人だけでなく、ご家族に対してもひと言声をかけてあげましょう。

🔊 5_03

☐ **That was really unfortunate.**

運が悪かったですね。/残念でしたね。※事故やケガの時に

☐ **You look sad. What happened?**

元気がないですね。何かありましたか?

☐ **I'm sorry to hear that.**

それはお気の毒に。/残念ですね。

☐ **I am sorry for your loss.**

ご愁傷様です。

☐ **I can feel your pain.**

辛いお気持ちわかります。

☐ **We'll give you some privacy.**

少しご家族だけでお過ごしください。

Expression

4 世間話をする

□ **Do you have any brothers or sisters?**

兄弟姉妹はいますか？

□ **What are your hobbies?**

趣味は何ですか？

□ **What do you like to do?**

何をするのが好きですか？

□ **What do you do for a living?**

どんなお仕事をしていますか？

□ **Your outfit is so cool!**

その服すごくかっこいいですね！

□ **How long have you lived in Japan?**

日本に来て何年ですか？

長期滞在やインバウンドの外国人患者さんと世間話をすることもあります。日本にまつわることを聞くと会話も聞き取りやすいです。

5_04

□ **Where did you study Japanese?**

日本語をどこで学びましたか？

□ **Is this your first visit to Japan?**

今回の来日が初めてですか？

□ **What brought you to Japan?**

日本に来たきっかけは何ですか？

□ **What do you like about Japan?**

日本の好きなところは何ですか？

□ **What is your favorite Japanese food?**

好きな日本食は何ですか？

□ **What is your favorite place in Japan?**

日本で1番好きな場所はどこですか？

Expression

5 補助・手助けをする

☐ **I will open the curtain.**

カーテンを開けますね。

☐ **Let me clean your body with a towel.**

体をタオルで拭きますね。

☐ **Shall I raise your pillow a bit?**

枕を少し高くしましょうか？

☐ **Let me check your IV.**

点滴（静脈部位）を確認しますね。※一般の点滴ならIV drip となる。

☐ **Your meal is coming soon.**

もうすぐ食事ですよ。

☐ **How are you today?**

体調はいかがですか？

患者のケアをしている時に使える便利なフレーズを覚えておきましょう。ちょっとしたひと言を動作の前にかけられるといいですね。

5_05

- [ ] **Did you call for me?**
  ナースコールされましたか？

- [ ] **I brought your medicine.**
  お薬をお持ちしました。

- [ ] **The doctor will come soon.**
  担当医がもうすぐ来ます。

- [ ] **The doctor will talk to you.**
  先生からお話があります。

- [ ] **We will run some tests today.**
  今日はいくつかの検査をします。

- [ ] **I will move you to another room.**
  別の部屋に移動します。

Expression

6 注意する

- [ ] **Please refrain from calling after lights out.**

消灯後の電話はお控えください。

- [ ] **Could you keep your voice down?**

声を小さくしてください。

- [ ] **Please take off your shoes before relaxing in bed.**

ベッドに上がる時は靴を脱いでください。

- [ ] **Please use a headset when listening to music.**

音楽を聞く時は、ヘッドセットを使ってください。

- [ ] **Please don't do that!**

それはやめてください!

- [ ] **You shouldn't do that.**

それはしない方がいいです。

国によって院内ルールは異なります。そのため、時には院内ルールを守らない患者さんに対して注意や指導をすることもあります。

5_06

☐ **Please refrain from praying out loud.**

声を出してお祈りするのはご遠慮ください。

☐ **Please move to a private room if you'd like to bring a priest.**

もし神父さんを呼びたいなら個室に入ってください。

☐ **Please flush the toilet paper.**

お手洗いでは紙を流してください。

☐ **Please sit on the toilet seat.**

お手洗いでは便座に座ってください。

☐ **Please avoid taking medicine on an empty stomach.**

空腹時に薬を飲むのは避けてください。

☐ **Watch out!**

危ない！ / 気をつけて！

Expression

7 手術前後の声かけ

☐ **Any questions?**

何か質問はありますか？

☐ **Any concerns?**

何か心配なことはありますか？

☐ **Let me know if there are any problems.**

問題があれば私に教えてくださいね。

☐ **Your family cannot go to the operating room with you.**

ご家族は一緒に手術室に入れません。

☐ **The surgery will be finished while you are sleeping.**

手術は眠っている間に終わります。

☐ **You are in good hands.**

安心して任せてください。

手術前後はどんな患者さんでも不安になるものです。不明点がないかどうかや、手術後に起きうる症状について声をかけましょう。

5_07

☐ You're going to make it!

乗り切れますよ！

☐ Let's do our best together!

一緒に頑張りましょう！

☐ You made it!

頑張りましたね！

☐ The surgery was successful!

無事に手術は成功しました！

☐ You may experience some pain.

痛みを感じる場合があります。

☐ Let me know when you are in pain.

痛みが生じた場合には、お知らせください。

Expression

8 体を動かす指示

□ **Let me help you turn over.**

体の向きを変えるお手伝いをしますね。

□ **I'll move your (body).**

(体) を動かしますね。

□ **I'll elevate your (head).**

(頭) を上げます。

□ **Hold this here.**

ここを持ってください。

□ **Lie down on your stomach.**

うつ伏せになってください。

□ **Lie down on your back.**

仰向けに寝てください。

患者さんの体を動かす時や患者さんに動いてほしい時に、声をかけますよね。これも英語で話ができると安心感を持ってもらえます。

5_08

□ **Lie down on your left / right side.**
左 / 右を下にして横になってください。

□ **Turn to your left / right.**
左 / 右を向いてください。

□ **Slide up / down a little.**
少し上の方 / 下の方にずれてください。

□ **Slide a little to the left / right.**
少し左側 / 右側にずれてください。

□ **Please stand up slowly.**
ゆっくり立ってください。

□ **Please stand up when I count to 3. One, two, three!**
いち、にの、さんで立ちますよ。1、2、3！

Expression

9 リハビリ時に使える①

□ **Please do it like this.**

このようにしてください。

□ **Please watch me and do the same.**

私を見て同じようにしてください。

□ **Please control your breathing.**

呼吸を整えながら行ってください。

□ **Straighten your posture.**

姿勢を伸ばしてください。

□ **Raise your right / left arm.**

右 / 左腕を上げてください。

□ **Lower the arm.**

腕を下げてください。

リハビリは生活の質を上げるために重要です。巻末のP256を参考に、体の部位を入れ替えてフレーズを使ってみましょう。

🔊5_09

☐ **Bend your (knee).**

(膝)を曲げてください。

☐ **Straighten your (leg).**

(脚)腕を伸ばしてください。

☐ **Stand up straight.**

真っ直ぐ立ってください。

☐ **Put your weight on your right / left foot.**

右 / 左足に体重をかけてください。

☐ **Walk straight on this line.**

この線の上を真っ直ぐ歩いてください。

☐ **Raise your right / left leg with your leg extended.**

右 / 左脚を伸ばしたまま脚を上げてください。

Expression

10 リハビリ時に使える②

□ **Wrap this weight around your right / left ankle and raise it 10 times.**

このおもりを右 / 左足首に巻いて 10 回上げてください。

□ **Pedal this bicycle.**

ペダルをこいでください。

□ **Squat 10 times.**

スクワットを 10 回やってください。

□ **Lift your (buttocks) 10 times.**

（お尻）を 10 回持ち上げましょう。

□ **Get on your hands and knees.**

四つん這いになってください。

□ **Let's practice (writing).**

（書く）練習をしましょう。※動詞の ing 形を入れ替えるリハビリは外来だけでなく、入院中に色々な科でも実施されるようになってきました。さまざまな動きを説明できるといいですね。

5_10

□ **Please read it aloud.**

声に出して読んでください。

□ **Try to use your left / right hand as much as possible.**

なるべく左 / 右手を使いましょう。

□ **Please try to do these exercises on the list 3 times a day.**

このリストの運動を1日3回やってください。

□ **Let me know if it's too hard.**

辛すぎるなら教えてください。

□ **Put on / Take off your prosthesis.**

義肢をつけて / 外してください。

□ **Your goal is to walk without any assistance.**

あなたの目標は補助具なしで歩くことです。

Expression

11 痛み・苦しみを和らげる

☐ **Are you in pain?**

痛みますか？

☐ **I will ask the doctor if I can increase the amount of painkillers.**

痛み止めの量を増やせるか先生に聞いてみますね。

☐ **This med will make you feel better.**

この薬で楽になりますよ。

☐ **How is the pain now?**

今の痛みの状況はいかがですか？

☐ **Has the pain gotten any better?**

痛みは少しでも緩和しましたか？

☐ **Let me know if the pain gets worse.**

痛みがひどくなった時は、お知らせください。

病気やケガ、術前術後で辛そうな患者さんには、その気持ちに寄り添って英語で声をかけてあげるといいですね。

5_11

- [ ] **Let's ice the affected area. This should reduce the pain.**
患部を冷やしましょう。痛みが和らぎますよ。

- [ ] **I'll put an oxygen mask on you so that you feel better.**
楽になるように酸素マスクをつけましょう。

- [ ] **Don't worry. Those symptoms are very common.**
大丈夫。よくある症状ですよ。

- [ ] **Shall I give you a massage?**
マッサージしましょうか？

- [ ] **What can I do for you?**
何かしてほしいことはありますか？

- [ ] **What's bothering you most?**
何が１番辛いですか？

Expression

12 災害時の指示①

□ **Don't worry. This building / hospital is earthquake-proof.**

心配しないでください。この建物 / 病院は耐震構造です。

□ **Don't panic.**

パニックにならないでください。

□ **Please calm down.**

落ち着いてください。

□ **Please wait where you are until you are instructed to evacuate.**

避難の指示があるまで、その場にいてください。

□ **Please do not run.**

走らないでください。

□ **Do not push.**

押さないでください。

日本は台風や地震などの自然災害が多い国なので、外国人患者さんが驚かれることも。火災などの災害時にも備えておきましょう。

5_12

☐ **Protect your head with a pillow.**

頭を枕で守ってください。

☐ **A tsunami warning has been issued.**

津波警報が出ました。

☐ **Let's move to a higher place / floor.**

高い場所 / 階に移動しましょう。

☐ **Use the fire escape stairs.**

避難階段を使ってください。

☐ **Please leave all your baggage.**

荷物は置いていってください。

☐ **A fire broke out in the building.**

建物で火災が発生しました。

Expression

13 災害時の指示②

☐ **The power is expected to be out for some time.**

しばらく停電が続きます。

☐ **Do not use the elevators.**

エレベーターは使用しないでください。

☐ **We'll guide you to the emergency exit now.**

これから非常口に案内します。

☐ **Follow our instructions.**

私達の指示に従ってください。

☐ **Get away from the window.**

窓から離れてください。

☐ **Be careful not to inhale the smoke.**

煙を吸わないように気をつけてください。

外国人患者さんがパニックにならないように指示を出しましょう。慌てている時こそ、ゆっくり大きな声で話すことが大事です。

5_13

- [ ] **Cover your mouth and nose with a handkerchief.**
ハンカチを鼻と口にあててください。

- [ ] **Crouch down.**
姿勢を低くしてください。

- [ ] **Please stay inside the building.**
建物の中にいてください。

- [ ] **Do not go back inside the building.**
建物の中に戻らないでください。

- [ ] **It was a false alarm.**
誤って警報が鳴りました。

- [ ] **This is a disaster drill.**
これは避難訓練です。

Column 5

さまざまな医療文化の違い

医療行為は各国の文化の違いが大きく表れるものといっていいでしょう。

たとえば、日本人は我慢や根性が美徳とされる文化の影響からか、疼痛にも我慢強い国民なのかも知れません。出産を例にとってみると、日本では90%近くが自然分娩で出産している一方、アメリカやフランスを代表とする北米や西欧などでは70〜80%の人が無痛分娩で出産します。ちなみにブラジルでは約半数の人が帝王切開で出産しています。

麻薬系を用いた薬も、海外では胆石や慢性腰痛など幅広い疼痛に処方されていますが、日本では、ガンによる疼痛に使われることが一般的です。

国が変われば、行われる医療も違います。不安を最も抱えているのは、外国人患者さんの方だと理解し、できる範囲でもかまわないので、頑張って英語でコミュニケーションをとってみましょう。

巻末付録

医療用語リスト

体の部位の名称やよく病院内で使われる語句、症状にまつわる表現や病名、薬の名称といった便利な語句をまとめて掲載しています。見開きごとに音声をつけているので、ぜひ聞きながら覚えてください。また、会話文に応用して使ってみるのもおすすめです。

医療用語リスト①

体の部位の名称

目	eye
まぶた	eyelid
眉毛	eyebrow
まつ毛	eyelash
鼻	nose
鼻の穴	nostril
口	mouth
歯	tooth
唇	lips
舌	tongue
頬	cheek
あご	chin
歯茎	gums
耳	ear
鼓膜	eardrum
頭	head
顔	face

まずは、基本的な体の部位の名称を覚えましょう。わからない時は、指差しで外国人患者さんに見せるのも1つの手です。

6_01

髪	hair
頭皮	scalp
おでこ	forehead
こめかみ	temple
首	neck
うなじ	nape
喉	throat
喉仏	Adam's apple
胸	chest
乳房	breast
乳首	nipple
鎖骨	collarbone
胴	torso
お腹	stomach / abdomen
へそ	belly / belly button
背中	back
腰	lower back / waist / hips
肩甲骨	shoulder blade

医療用語リスト②

背骨	backbone
鼠径部	inguinal region / groin
性器	genitals / sex organ
肩	shoulder
脇の下	armpit
腕	arm
上腕	upper arm
前腕	forearm
肘	elbow
手首	wrist
手	hand
手のひら	palm
指の付け根の関節	knuckle
手の指	finger
親指	thumb
人差し指	index finger
中指	middle finger
薬指	ring finger

名称が思い出せない時は、該当部位を指差しながらhereと示してあげると、うまくコミュニケーションがとれるでしょう。

6_02

小指	pinky
つめ	nail
脚（足首から太もも）	leg
太もも	thigh
膝	knee
膝の皿	kneecap
すね	shin
ふくらはぎ	calf
足（足首からつま先）	foot
足首	ankle
足の指	toe
足のつめ	toenail
足の甲	instep
足の裏	sole
土踏まず	arch
かかと	heel
お尻	buttocks
肛門	anus

医療用語リスト③

日常的に使う用語

総合受付	general reception
外来	outpatient clinic
待合室	waiting room
診察室	consultation room
検査室	examination room
採血室	blood lab / blood test room
処置室	treatment room
手術室	operating room
集中治療室	ICU / intensive care unit
初診	initial visit
再診	return visit
保険証	health insurance card
診察券	clinic ID card
問診票	medical questionnaire
診療申込書	registration form
紹介状	referral letter
注射	injection

受付時や検査時、入院時などによく使う用語をまとめて掲載しています。よく使う用語こそ、自然に使えるようになりたいですね。

6_03

身長	height
体重	weight
脈拍	pulse
血圧	blood pressure
視力	visual acuity / eyesight
聴力	auditory acuity / hearing
体脂肪	body fat
中性脂肪	triglyceride
コレステロール	cholesterol
患部	affected area
応急処置	first aid
売店	shop
病室	room
病棟	ward
個室	private room
ナースコール	call button
診断書	medical certificate / doctor's note
領収書	receipt

医療用語リスト④

診療明細書	itemized receipt
海外旅行保険	travel insurance
入院	admission / hospitalization
退院	discharge
窓口	counter
会計	pay / check out
新生児	newborn
乳児	baby / infant
幼児	toddler / preschooler
転移	metastasis
余命	life expectancy
生存率	survival rate
ステージ	stage
緩和ケア	palliative care
腫瘍マーカー	tumor marker
介護	nursing care
再発	relapse / recurrence
既往歴	medical history

会計時や治療時、妊娠中の患者さんなどに使える用語をまとめて掲載しています。次ページに続く診療科も覚えておきましょう。

6_04

遺伝	heredity
後遺症	aftereffect
同意書	consent form
リハビリテーション	rehabilitation
理学療法	physical therapy
作業療法	occupational therapy
言語療法	speech therapy
食事療法	diet therapy
ストーマ	stoma
陣痛	contractions / labor pains
分娩	delivery
帝王切開	C-section

診療科

眼科	Ophthalmology
形成外科	Plastic Surgery
外科	Surgery
口腔外科	Oral Surgery

医療用語リスト⑤

産婦人科	Obstetrics and Gynecology / OB / GYN
歯科	Dentistry
耳鼻咽喉科	Otorhinolaryngology / ENT
腫瘍内科	Oncology
循環器科	Cardiology
小児科	Pediatrics
神経内科	Neurology
腎臓内科	Nephrology
心療内科	Psychosomatic Medicine
整形外科	Orthopedics
精神科	Psychiatry
内科	Internal Medicine
脳神経外科	Neurosurgery
泌尿器科	Urology
皮膚科	Dermatology
放射線科	Radiology
麻酔科	Anesthesiology

主な症状やケガにまつわる表現をまとめて掲載。主語をIからYouに変えれば、医療従事者側が使えるフレーズになります。

6_05

症状・ケガにまつわる表現

ケガに関する表現

頭を打った	I hit my head
打撲をした	I got bruised
足首を捻挫した	I sprained my ankle
～を骨折した	I broke my ～
ケガをしている	I'm injured
出血している	I'm bleeding
肩が脱臼している	My shoulder is dislocated
虫に刺された	I was stung by an insect
～に噛まれた	I was bitten by ～
ドアに指を挟んだ	I got my finger caught in the door
転んだ	I fell down
～から落ちた	I fell off ～
腫れている	be swollen

痛みを表す表現

～に痛みがある	I have a pain in ～
鈍い痛みがある	have a dull pain

医療用語リスト⑥

ズキズキする痛みがある	have a throbbing pain
ヒリヒリする痛みがある	have a burning sensation
ひきつるような痛みがある	have a cramping pain
締め付けられるような痛みがある	have a squeezing pain
電気が走るような痛みがある	have a shooting pain
チクチクする感じがする	It feels tingling
割れるような頭痛がする	have a splitting headache
刺すような痛みがある	have a stabbing pain
しみる	It stings

皮膚に関連する表現

イボがある	have a wart
かぶれている	have irritated skin / have a rash
かさぶたができる / ある	form a scab / have a scab
痒い	feel itchy
しこりがある	have a lump
じんましんが出る / 発疹がある	have hives / have a rash
ニキビが出る	have pimples
化膿している	be infected with pus

部位や症例にまつわる表現をまとめて掲載しています。どのような病院・クリニックでも使えるような言葉に限定しています。

6_06

肌が荒れている	My skin is rough

小児・母性に関する用語

中絶したい	I want to get an abortion
生理が重い（出血がひどい）	my period is heavy
生理痛がある	I have cramps
生理が遅れている	my period is late
つわりがひどい	have severe morning sickness
破水する	water breaks
お腹が張る（妊娠中）	my belly gets tight
泣き止まない	won't stop crying
機嫌が悪い / ぐずる	be fussy / be grumpy

精神科用語

イライラする	feel irritable
感情をコントロールできない	can't control emotions
気分が落ち込む	feel depressed
気力がない	have no energy
集中できない	can't concentrate

医療用語リスト⑦

目や耳に関連する表現

眩しく感じる	be sensitive to light
物が二重に見える	have double vision
視界が霞む・ぼやけて見える	my vision is blurry
目が充血している	my eyes are red
聞こえない / 聞こえにくい	can't hear / have difficulty hearing
耳の閉塞感がある	my ear feels clogged
目やに / 耳だれがでる	I have eye discharge / ear discharge
耳鳴りがする	I have ringing in my ear

よくある一般的な症状

くしゃみが出る	I sneeze
鼻水が出る	I have a runny nose
鼻が詰まる	I have a stuffy nose
咳が出る	I cough
痰が出る	I cough up phlegm
熱がある	I have a fever
嘔吐する	I vomit / I throw up
吐き気がある	I feel nauseous / I feel sick

よく使う一般的な症状にまつわる表現をまとめて掲載。主な症状は薬の副作用を説明する時にも応用できる語句です。

6_07

下痢している	I have diarrhea
便秘している	I have constipation
息苦しい	I have difficulty breathing
息切れがする	I have shortness of breath
食欲がない	I have no appetite
むくんでいる	be swollen / be puffy
倦怠感がある / だるい	feel tired / feel sluggish
血糖値が高い	my blood sugar level is high
血圧が高い	my blood pressure is high
動悸がする	I have palpitations
胸焼けがする	I have heartburn
めまいがする	I feel dizzy
寒気がする	I have the chills
むせる	I choke
鼻血が出る	I have a nosebleed
匂い / 味がわからない	I can't smell / I can't taste
しびれがある	feel numb
立ちくらみがする	I feel dizzy when I stand up

医療用語リスト⑧

寝違えた	I slept wrong
しゃっくりが出る	I hiccup

よく使う医療器具

アルコール綿	alcohol swab
おむつ	diaper
ガーゼ	gauze
カテーテル	catheter
眼帯	eye patch
浣腸	enema
ギプス	cast
吸引器	suction machine / aspirator
吸入器	inhaler
車椅子	wheelchair
血圧計	blood pressure monitor
コルセット / 装具	brace
酸素マスク	oxygen mask
駆血帯	tourniquet

どのような病院・クリニックでも使うことがある一般的な医療器具を掲載しています。どう使うかまで説明できるとベストです！

6_08

しびん	urine bottle / urinal
消毒液	antiseptic solution / disinfectant
除細動器	defibrillator
心臓ペースメーカー	cardiac pacemaker
ストレッチャー	gurney
副木・シーネ	splint
体温計	thermometer
体重計	scale
担架	stretcher
注射器	syringe
注射針	needle
聴診器	stethoscope
吊り包帯 / 三角巾	sling
デンタルフロス	dental floss
内視鏡	endoscope
絆創膏	adhesive bandage / tape
氷嚢 / 氷枕	ice pack / ice pillow
包帯	bandage

医療用語リスト⑨

歩行器	walker
補聴器	hearing aid
マウスピース	mouthpiece
マスク	mask
松葉杖	crutches

薬にまつわる用語

内服薬	oral medicine
外用薬	topical medicine
錠剤	pill / tablet
カプセル剤	capsule
散剤・顆粒剤	powdered medicine
シロップ剤	syrup / liquid medicine
トローチ	lozenge
舌下錠	sublingual tablet
貼付剤	adhesive skin patch
湿布剤	cold compress
軟膏	ointment

薬の詳細も外国人患者さんから問われることが多い質問の1つ。一般的な薬の名称を覚えておくといいでしょう。

6_09

クリーム	cream
点眼薬	eye drops
点鼻薬	nose drops / nose spray
点耳薬	ear drops
うがい薬	gargle medicine
吸入薬	inhalant
座薬	suppository
浣腸薬	enema
点滴	intravenous drip / IV drip
抗菌薬 / 抗生物質	antibacterial drug / antibiotic
抗真菌薬	antifungal drug
ステロイド剤	corticosteroid
抗炎症薬	anti-inflammatory drug
抗ウイルス薬	antiviral drug
抗ヒスタミン薬	antihistamine
インシュリン	insulin
ホルモン剤	hormone drug
ピル・経口避妊薬	the pill / contraceptive pill

医療用語リスト⑩

ビタミン薬	vitamin
輸血	transfusion
降圧薬	antihypertensive
利尿薬	diuretic
気管支拡張薬	bronchodilator
咳止め	cough medicine
胃腸薬	digestive medicine
下剤	laxative
睡眠薬	sleeping pill
解熱薬	antipyretic / fever reducer
痛み止め	painkiller
精神安定剤	tranquilizer
麻酔薬	anesthetic
痒み止め	anti-itch medicine
バリウム / 造影剤	barium / contrast medium
漢方薬	Chinese herbal medicine

薬の飲み方に関する用語

食前	before meals

症状を改善するためには薬をきちんと服用することが大切ですよね。薬の飲み方や関連用語も英語で説明できるようにしましょう。

6_10

食後	after meals
食間	between meals
就寝前	before bed
頓服薬	medicine for use as needed
～時間毎	every ～ hours
1日～回	～ times a day

薬にまつわる関連用語

処方箋	prescription
薬局	pharmacy
ジェネリック	generic
副作用	side effect
サプリメント	supplement
お薬手帳	prescription notebook
予防接種	immunization / vaccination
要冷蔵保存	keep refrigerated
遮光保存	store away from light
市販薬	over-the-counter drug / OTC drug

医療用語リスト⑪

病名に関する用語

循環器系疾患

不整脈	arrhythmia
高血圧症	hypertension
動脈硬化症	arteriosclerosis
脂質異常症	dyslipidemia
心臓発作	heart attack
心筋梗塞	myocardial infarction
心不全	heart failure
静脈瘤	varicose vein

呼吸器系疾患

急性上気道炎	acute upper respiratory syndrome
喘息	asthma
慢性閉塞性肺疾患	chronic obstructive pulmonary disease / COPD
扁桃炎	tonsillitis
気管支炎	bronchitis
肺炎	pneumonia
気胸	pneumothorax

病名の中でも頻度が高いものを中心にピックアップして掲載しています。自分がよく関わる疾患から覚えていきましょう。

6_11

インフルエンザ	influenza / flu

消化器系疾患

胃腸炎	gastroenteritis
胃潰瘍 / 十二指腸潰瘍	gastric ulcer / duodenal ulcer
肝炎	hepatitis
肝硬変	cirrhosis
胆石症	cholelithiasis
虫垂炎	appendicitis
胆嚢炎	cholecystitis
膵炎	pancreatitis
腸閉塞	ileus / bowel obstruction
逆流性食道炎	reflux esophagitis
ポリープ	polyp

筋・骨格系の疾患

急性腰痛症 / ギックリ腰	acute lower back pain / strained back
四十肩 / 五十肩	frozen shoulder
むち打ち症	whiplash
関節炎	arthritis

医療用語リスト⑫

椎間板ヘルニア	herniated disk
骨粗鬆症	osteoporosis
骨折	fracture
変形性膝関節症	osteoarthritis of the knee

腎泌尿系・内分泌・代謝系器官の疾患

糖尿病	diabetes
痛風	gout
貧血	anemia
膠原病	collagen disease
膀胱炎	cystitis
前立腺肥大症	prostatic hyperplasia
尿路結石症	urinary tracked stone
腎不全	kidney failure
腎炎	nephritis
痔	hemorrhoid
合併症	complication

目・耳・鼻の疾患

近視	near-sightedness

目や耳、鼻、皮膚にまつわる疾患は、幅広い病院・クリニックで使える用語です。覚えておくと色んな場面で使えるでしょう。

6_12

遠視	far-sightedness
乱視	astigmatism
白内障	cataract
緑内障	glaucoma
結膜炎	conjunctivitis
中耳炎	otitis media
外耳道炎	otitis externa
難聴	hearing loss
アレルギー性鼻炎	allergic rhinitis
副鼻腔炎	sinusitis
花粉症	hay fever

皮膚の疾患

じんましん	rash / urticaria / hives
アトピー性皮膚炎	atopic dermatitis
足白癬 / 水虫	tinea pedis / athlete's foot
湿疹	rash
熱傷	burn

医療用語リスト⑬

脳の疾患

脳卒中	stroke
脳梗塞	cerebral infarction
脳出血	intracerebral hemorrhage
くも膜下出血	subarachnoid hemorrhage
認知症	dementia
髄膜炎	meningitis
片頭痛	migraine

精神の疾患

気分障害	mood disorder
統合失調症	schizophrenia
アルコール依存症	alcohol dependence
睡眠障害	sleep disorder
摂食障害	eating disorder
うつ病	depression

女性の疾患と妊娠出産に関連する用語

子宮内膜症	endometriosis
子宮筋腫	uterine leiomyoma

女性の疾患や妊娠・出産にまつわる用語は覚えておくと便利。感染症に敏感な昨今だからこそ、その名称も知っておきましょう。

6_13

不妊症	infertility
乳腺炎	mastitis
更年期障害	menopausal disorder
妊娠高血圧症候群	gestational hypertension

小児の疾患と関連する用語

先天性異常	birth defect
先天性股関節脱臼	congenital dislocation of the hip
ダウン症	Down syndrome

感染症

おたふく風邪	mumps
はしか	measles
風疹	rubella
水ぼうそう	varicella / chickenpox
百日咳	pertussis / whooping cough
帯状疱疹	herpes zoster / shingles
カンジダ症	candidiasis
梅毒	syphilis
淋菌感染症	gonococcal infection

医療用語リスト⑭

クラミジア	chlamydia
ヘルペスウイルス感染症	herpes virus infection
ポリオ	polio
破傷風	tetanus
コロナウイルス	COVID-19 / coronavirus

その他の病名

悪性腫瘍	malignant tumor
がん	cancer
良性腫瘍	benign tumor
麻痺	paralysis
脱水症	dehydration
熱中症	heat exhaustion / heatstroke
食中毒	food poisoning

アレルギー項目にまつわる用語

卵	egg
乳製品	dairy product
小麦	wheat

アレルギーの有無や種類を確認する用語は、外国人患者さんで注意したい、宗教上の禁忌食品を知る際にも使うことができます。

6_14

落花生	peanut
大豆	soybean
そば	buckwheat / soba
えび	shrimp
かに	crab
魚	fish
牛肉	beef
豚肉	pork
鶏肉	chicken
ほこり	dust
花粉	pollen
ダニ	tick / mite
アルコール	alcohol
ゴム素材	rubber

おわりに

これまで色々な会話やフレーズが出てきましたが、自分がいいたいニュアンスと少し違う……と思う場面はありませんでしたか？

実は、自分がいいたい日本語にこだわりすぎるのも、英語が話せなくなる大きな要因の１つです。

例えば、採血時に「アルコールにカブレませんか?」と質問したい場合、「カブレるって何ていうのかな？」と日本語にこだわっているとピッタリの表現が見つからなかったり、また表現できたとしても英語ネイティブの方にとっては不自然な表現だったりします。

ですが、カブレ＝アレルギーと考えることができれば、「アルコールにアレルギーはありませんか?」という自然で簡単な英語が出てきます。

また、英語と日本語は必ずしも対になるフレーズがあるわけではありません。「お疲れ様」という表現は英語にはない表現ですが、相手を労うフレーズと考えるとThank you for your work.やYou did great.などと言い換えることが可能です。

もとの日本語にこだわらず、まずは柔軟に考えてみましょう。いいたいことは意外と簡単にいえるかも知れませんよ。

日本医療通訳アカデミー講師
飯田 恵子 / ジュリア・クネゼヴィッチ

【監修者】

医療法人徳洲会　湘南鎌倉総合病院

(いりょうほうじんとくしゅうかい　しょうなんかまくらそうごうびょういん)

1988年神奈川県鎌倉市山崎に徳洲会グループ25番目の病院として開設、2010年に現在の神奈川県鎌倉市岡本へと新築移転。
「生命だけは平等だ」の理念のもと、すべての救急外来受診患者を受け入れ、最善を尽くす医療を提供することを使命としている。2021年に先端医療センター、2022年には救命救急センター・外傷センターを竣工し、地域医療、先端医療の提供を目的とする地域の中核病院としての役割を担っている。2020年には地域がん診療連携拠点病院・地域医療支援病院、2013年には救命救急センター指定病院、2022年7月には神奈川県災害拠点病院に指定された。
2012年に国際的な医療機能評価であるJCI (Joint Commission International) を日本で4番目に取得、2013年に一般財団法人日本医療教育財団による外国人患者受入れに関する認証 (Japan Medical Service Accreditation for International Patients) を国内で1番目に取得した。

【著者】

飯田恵子(はんだ・けいこ)

1級医療通訳士。
ILSC Vancouver medical English diploma course 修了。看護師国家資格を持つ。
英語が全く話せない状態から30歳で一念発起して、英語学習を始める。医療通訳の資格を取得するまで留学経験なしで英語をマスター。現在も現役の看護師として従事しながら、フリーランスの医療通訳士として、最先端医療の陽子線や重粒子線治療の通訳を主に担当。日本医療通訳アカデミーでは、医療英語講座を担当し、外国籍の医師達とも働いた経験などをベースに、外国人患者さんへのプライバシーの配慮など、日本とは違う文化的な配慮などもふまえた講義をしている。

Julija Knezevic（ジュリア・クネゼヴィッチ）

オーストラリア国家資格 NAATI プロフェッショナル1級通訳士。ロイヤル・メルボルン工科大学の通訳翻訳大学院卒。日本語能力試験1級。日本における医療通訳の第一人者。順天堂大学・大学院にて医療通訳講座を担当し、元東京外国語大学会議通訳大学院特任講師でもある。徳洲会病院や大阪・京都・福岡の日赤病院や国際国立医療センター、聖路加病院、淀川キリスト病院にて実務や医療通訳の経験を活かしたワークショップを開催している。関西大学や摂南大学、大阪大学、大阪工業大学、東洋大学、神田外語大学、国際医療福祉大学で非常勤講師として活躍するかたわら、日本医療通訳協会の非常勤講師も務める。日本医療通訳アカデミーでは英語の医療通訳講座を担当。海外と日本国内の実務医療通訳経験を持つため、通訳士の育成や検定後の勉強会を積極的に行っている。また、英語だけではなく折り紙教室や、お菓子教室を開催し、日本の文化を通して、英語を教える活動もしている。

https://julijaknezevic.wordpress.com/

【書籍協力】

日本医療通訳アカデミー（にほんいりょうつうやくあかでみー）

一般社団法人日本医療通訳協会の指定校。株式会社平山が運営。2005年に医療通訳養成講座をスタート。医療通訳を学びたい人向けに、質の高い授業を提供することを使命に掲げ、数多くのクラスを開講。仕事がシフト制の人や午前中または夜しか時間がない人でも受講しやすいカリキュラムを確立。卒業生のうち、年間約100名が国際臨床医学会（ICM）認定の医療通訳技能検定試験を受験しており、高い合格率を誇る。

https://jp-mia.com/

STAFF
装丁・本文デザイン・DTP　大場君人
編集協力　山角優子（有限会社ヴュー企画）
ナレーション　ハワード・コルフィールド／ジェニファー・オカノ
録音・編集　一般財団法人 英語教育協議会（ELEC）
校正　株式会社鷗来堂
編集担当　神山紗帆里（ナツメ出版企画株式会社）

本書に関するお問い合わせは、書名・発行日・該当ページを明記の上、下記のいずれかの方法にてお送りください。電話でのお問い合わせはお受けしておりません。

・ナツメ社 Web サイトの問い合わせフォーム
　https://www.natsume.co.jp/contact
・FAX（03-3291-1305）
・郵送（下記、ナツメ出版企画株式会社宛て）

ナツメ社Webサイト
https://www.natsume.co.jp
書籍の最新情報（正誤情報を含む）はナツメ社Webサイトをご覧ください。

なお、回答までに日にちをいただく場合があります。正誤のお問い合わせ以外の書籍内容に関する解説・個別の相談は行っておりません。あらかじめご了承ください。

パッと引ける！ 医療現場で役立つ英会話

2023年2月3日　初版発行

監修者　医療法人徳洲会 湘南鎌倉総合病院

著　者　飯田恵子
　　　　ジュリア・クネゼヴィッチ

発行者　田村正隆

発行所　株式会社ナツメ社
　　　　東京都千代田区神田神保町 1-52 ナツメ社ビル 1F（〒101-0051）
　　　　電話　03（3291）1257（代表）　FAX　03（3291）5761
　　　　振替　00130-1-58661
制　作　ナツメ出版企画株式会社
　　　　東京都千代田区神田神保町 1-52 ナツメ社ビル 3F（〒101-0051）
　　　　電話　03（3295）3921（代表）
印刷所　ラン印刷社

ISBN978-4-8163-7321-3
Printed in Japan